나의 뇌를 지켜주는
건강한 피부

정진호 교수가 연구를 통해 발견한

재미있고 유익한 피부 이야기

도서출판

나의 뇌를 지켜주는 건강한 피부

정진호 교수가 연구를 통해 발견한

재미있고 유익한 피부 이야기

머리말

저자는 서울대학교의대 피부과 교수로서 31년 6개월간의 임무를 마치고, 2024년 8월 말 섭섭하지만, 자랑스러운 정년퇴직을 앞두고 있습니다.

정년을 앞둔 많은 교수가 의례적으로 하는 것이 평생의 업적을 정리하는 정년기념 논문집을 내는 일입니다. 교수를 하면서 발표한 연구논문과 집필한 저서를 정리하고, 학술적으로 이루어낸 업적을 총정리하는 논문집을 만들면서 교수로서 걸어온 길을 뒤돌아 보는 기회를 갖는 나름 의미 있는 일입니다.

그러나, 저는 정년기념 논문집을 내지 않기로 했습니다. 이미 컴퓨터에 정리가 잘 되어 있는 저의 업적 목록을 굳이 책으로 낼 필요성을 느끼지 못했기 때문입니다. 대신에 연구 업적 중에서 인간의 삶에 큰 영향을 줄 수 있는 몇 가지 중요한 연구 결과들을 여러분들에게 쉽게 설명하는 책을 쓰자고 결심하였습니다.

서울대병원 피부과 의사로서, 그리고 서울의대 교수로서 연구를 통해 새롭게 밝힌 유익한 사실들을 여러분들에게 알려드리고 싶었습니다. 건강하고 젊은 피부를 유지하는 것이 맑은 정신과, 올바른 판단력, 그리고 평온한 마음을 유지하는 데 왜 중요한지 여러분들에게 설명해 드리고 싶었습니다. 건강한 피부가 어떻게 뇌를 총명하게 유지하는 데 관여하는지 알려드리고 싶었습니다. 건강한 피부가 우리 육체를 건강하게 유지하고 있다는 것도 설명드리고 싶었습니다. 이렇게 중요한 피부를 건강하고 젊게 유지할 수 있는 방법도 설명해드리고 싶어 책을 쓰기로 마음 먹었습니다.

대학은 새로운 지식을 창출하여 학문을 발전시키는 상아탑입니다. 그러기 때문에 대학에 근무하는 교수들은 연구를 통하여 인류의 삶에 도움이 되는 새로운 지식을 창출해야 합니다. 서울의대 교수로 발령받고 무슨 연구를 할까 고민하다가 "피부노화의 비밀을 밝혀보자"라고 결심을 하였습니다. 피부는 노화 연구를 하기에 가장 적합한 장기입니다. 뇌의 노화를 연구하기 위해 젊은 뇌와 노인의 뇌를 얻어 실험할 수 없지만, 피부를 얻는 것이 어렵지만 불가능하지 않기 때문에 사람 피부를 이용하여 많은 연구를 수행하였고, 그 결과 피부노화를 해결해 줄 수 있는 독창적이고 우수한 연구 결과들을 많이 발표하였습니다. 30년 동안 꾸준히 연구한 결과,

부끄럽지만 피부노화 분야에서는 세계적인 석학이라는 칭찬을 많이 듣고 있습니다.

어느날 평생을 연구한 결과들이 활용되지 못하고 있다고 생각이 들었습니다. 젊은 교수일 때는 좋은 논문을 쓰면 그 자체로 만족했었는데, 갑자기 소중한 저의 연구 결과들이 버려지고 있다는 생각에 아깝다는 생각이 들었습니다. 실험실에서 어렵게 얻은 연구 결과들을 어떻게 활용할 수 있을지 고민해 보아야 합니다. 논문을 쓴 후 활용되지 못하는 연구 결과들이 많이 있습니다. 논문을 쓰기 위한 연구가 무슨 소용이 있을까요? 연구를 하기 전에 연구 결과를 어떻게 활용할지 먼저 생각해 보아야 합니다.

연구는 세상을 바꾸는 일이라고 생각합니다. 연구 결과가 세상을 바꿀 수 있는 기술로 탄생되기 때문입니다. 따라서 연구자는 세상을 바꾸는 사람입니다. 저는 의사 과학자로서 세상을 바꾸는 사람이 되자고 열심히 연구하고 노력해 왔습니다.

이 책에 제가 연구를 통해서 발견한 새로운 지식 중에서 흥미로우면서, 독창적인 결과 몇 가지를 소개하였습니다. 그리고 이런 연구 결과들이 건강하게 100세까지 사는 데 어떻게 도움이 되는지

설명하였습니다. 잘 읽어보시고 건강한 피부의 중요성을 꼭 느껴
보시길 바랍니다.

정년퇴직 이후에는 제가 연구를 통해 알게된 새로운 지식을 세
상을 바꿀 수 있는 기술로 탄생시키기 위해서, 제가 창업한 바이오
벤처 회사 "㈜정진호이펙트"에서 연구를 계속하고자 합니다. 제
연구 결과가 건강하고 아름다운 세상을 만들 것입니다. 저는 세상
을 변화시키는 사람입니다.

감사합니다.

2024년 8월 1일

정년을 앞두고 연구실에서
율연(栗然) 정 진 호

목 차

자외선이 뇌 기능을
변화시킨다.

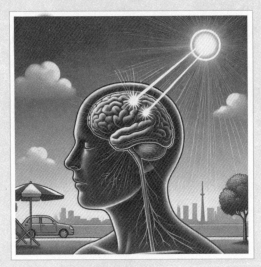

자외선이 뇌를 나쁘게 한다.

건강한 피부가
건강한 뇌를
만든다.

건강한 피부가 건강한 뇌를,
건강한 뇌는 건강한 마음을 만든다.

건강한 피부는 건강한 뇌, 총명한 뇌를 유지하는데 매우 중요한 역할을 하고 있다. 우리 뇌가 건강하면 우리는 건강한 마음 상태를 유지할 수 있다. 마음은 우리 뇌가 관장하고 있는 인식, 생각, 감정, 의지, 기억력, 통찰력, 지능과 밀접하게 연관되어 있는 복잡한 개념으로 우리 뇌의 활동에 따라 우리 마음의 상태가 결정된다. 따라서 뇌의 기능이 좋으면, 우리 마음도 건강하고 행복해질 수 있다.

저자는 건강한 뇌, 총명한 뇌 상태를 유지하는데 건강한 피부가 중요한 역할을 한다는 재미있는 연구 결과들을 다수 발표하였다. 건강한 피부가 중요한 그 이유는, 병든 피부나 노화된 피부에서 병적으로 만들어지는 호르몬이나 생리활성물질들이 혈액을 통해서 뇌에 도달하여, 우리 뇌를 나쁘게 하기 때문이다. 또한, 건강한 피부는 뇌 건강에 좋은 호르몬이나 생리활성물질들을 만들어 우리 뇌를 좋게 만들고 있기 때문이다. 피부가 어떻게 우리 뇌의 건강에 영향을 미치는지 지금부터 알아보자. 놀라운 이야기가 펼쳐진다.

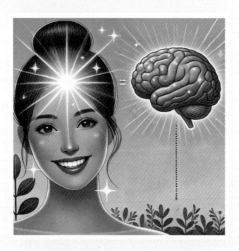

건강한 피부가 건강한 뇌를 만든다.

1장. 자외선이 뇌 기능을 변화시킨다.

피부는 내분비 기관이다.

우리 피부는 단순히 우리 몸을 더러운 외부 환경으로부터 보호하는 물리적 보호막이 아니다. 피부는 우리 몸을 건강하게 만들기 위해 그 이상의 고차원적인 여러 작용을 하고 있다. 그중 하나가 다양한 호르몬들을 생산하고 있다. 또한 생리적으로 중요한 작용을 하는 다양한 물질(이를 생리활성물질이라고 부른다)들을 만들어 우리 몸을 건강하게 유지하기 위해 노력하고 있다. 주위의 환경 변화에 우리 몸이 즉각 반응할 수 있게 피부가 다양한 호르몬과 생리활성물질을 만들어 혈액을 통하여 우리 몸의 각 장기에 신호를 보내고 있다. 피부를 내분비 기관으로 부르는 이유이다.

외부 환경에서 오는 여러 자극에 반응하여, 피부가 정상적으로 만들고 있던 호르몬과 생리활성물질들을 더 많이 만들거나, 또는 적게 만들어 우리 몸을 외부자극으로부터 보호하고자 최선을 다하고 있다. 피부에서 만들어진 물질들은 피부에서 흘러나와 혈액내로 모이게 된다. 그 결과 혈액 내 피부에서 만들어진 물질들의 농도가 높아지거나, 낮아지게 되며, 혈관을 통하여 뇌를 비롯한 각종 장기에 도달하여 여러 장기가 외부 자극에 즉각 반응하도록 하고 있다. 그 과정에서 피부가 만든 물질들이 뇌를 포함한 우리 몸의 여러 장기에 여러 가지 영향을 미치게 된다.

이처럼 피부는 외부로부터 오는 환경 자극들에 반응하여 우리 몸 건강을 지키기 위해 최선의 노력을 하고 있다. 피부가 항상 건강하고 젊은 상태로 유지해야만 우리 인체도 건강하고 젊음을 오래 유지할 수 있다.

건강한 뇌는 건강한 마음을 만든다.

마음이 무엇일까? 마음은 어디에 있을까? 마음은 복잡한 개념이다. 마음은 가슴에서 느껴진다. 그러나 마음을 만드는 곳은 우리의 뇌이다. 우리 마음은 인식, 생각, 감정, 의지, 기억, 통찰력, 지능과 밀접한 연관되어 있는 복잡한 개념이다. 뇌의 활동과 기능이 마음에 상당한 영향을 미치고 있다. 현재의 상황에 대해서 어떻게 인식하고, 생각하고, 어떤 감정을 느끼게 되는지에 따라 그 순간의 마음이 결정된다. 즉, 슬픈 상황이 발생하면, 그 상황을 제대로 인식한 후, 슬프다고 생각하고 슬픔 감정이 만들어지는 것이다. 그러면 우리는 슬픈 마음을 가슴 속에서 느끼게 된다.

마음가짐, 해내고 말겠다는 굳은 마음, 무엇을 하고자 하는 의지도 우리의 마음이다. 마음 속에 남아있는 기쁜 기억, 슬픈 기억들도 즐거운 마음, 슬픈 마음을 만든다. 즉, 기억도 마음의 일부이다. 개인의 통찰력과 지능에 따라 느끼는 감정, 마음이 달라진다. 아는 것이 많고, 통찰력이 남달라 고려할 점이 많다면 어떤 상황에서 느끼는 마음이 다른 사람과는 달라질 것이다. 결국, 마음은 우리 뇌의 활동 상태에 따라서 결정된다고 할 수 있다. 앞에서 언급한 인식, 생각, 감정, 의지, 기억, 통찰력, 지능 등이 뇌의 건강상태에 의해 결정되기 때문이다. 뇌의 건강한 활동이 곧 건강한 마음을 결정한다고 할 수 있다. 따라서 평온한 마음 상태를 유지하고자 한다면 뇌의 활동 상태가 평온하고 건강해야 한다.

이 책에서 건강한 피부가 뇌를 건강하게 만들고 있다는 많은 증거들을 배우게 될 것이다. 건강한 피부가 건강한 뇌를 만들고, 건강한 뇌 기능은 건강하고 행복한 마음을 유지하게 해준다. 평생을 총명하고, 행복하게 살고 싶다면 건강한 피부, 젊은 피부를 유지하여야 한다.

자외선이
기억력을
나쁘게 한다.

**해마(hippocampus)가 기억력,
인지능력 및 기분조절에 중요한 역할을 한다.**

우리 뇌의 해마는 기억력, 지능, 인지능력, 감정을 관장하는 중요한 부위이다. 뇌 신경은 한번 만들어지면 새롭게 다시 만들어지기 어렵다고 알려져 있다. 그러나 예외인 곳이 우리 뇌의 해마부위이다. 해마부위에서는 계속적으로 새로운 신경을 만들고 있다. 계속 머리를 쓰고, 공부하면 해마부위에서 신경섬유가 계속적으로 더 많이 만들어진다고 알려져 있다. 따라서 계속 머리를 많이 쓰고, 새로운 지식을 배우기 위해서 공부를 열심히 하면 머리가 더

1장. 자외선이 뇌 기능을 변화시킨다.

좋아질 수 있다. 계속 머리를 쓰고 공부를 하는 사람의 해마 부위가 크다는 연구 결과도 이를 뒷받침하고 있다.

건강한 해마는 기억력, 지능, 인지기능을 좋게 유지하는 데 필수적이며, 좋은 기분 상태, 건강한 마음을 유지하는 데도 중요하다. 해마에서 신경섬유를 계속적으로 잘 만들 수 있는 상태에서는 당연히 해마의 기능이 좋아지게 된다. 즉, 기억력이 좋아지고, 지능도 높아진다. 또한 감정과 기분도 잘 조절하여 평온한 마음을 가질 수 있다.

여기까지 읽고 어떻게 하면 해마에서 신경을 많이 만들게 할 수 있을지 궁금증이 생길 것이다. 계속 머리를 사용하는 것이 해마에서 신경을 많이 만드는 방법이라고 말씀드렸다. 또 다른 해마에서 새로운 신경을 많이 만들 방법으로 가장 잘 알려지고 확실한 방법은 유산소 운동이다. 땀이 날 정도로 달리기를 하면 해마에서 신경이 새롭게 만들어진다는 사실이 많은 과학자의 논문에서 증명되고 있다. 이는 신경을 만들게 하는 BDNF라는 신경영양인자가 운동하면 뇌세포에서 많이 만들어지기 때문이다. 저자도 정말 운동이 해마에서 신경을 많이 만들어 머리를 좋게 할 수 있는지를 직접 확인해 보고 싶었다. 저자의 실험실에서 노화된 생쥐를 다람쥐

쳇바퀴에서 하루에 30분씩 2주일간 달리게 한 후 해마에서 얼마나 신경이 새로 생성되는지 관찰한 적이 있는데 결과는 놀라웠다. 노화된 생쥐에서 거의 소실되었던 해마의 신경섬유가 젊은 생쥐의 해마 수준으로 증가하는 것을 확인하였다. 그 후 달리기를 싫어하였던 저자도 매일 머리를 좋게 유지하기 위해서 달리기를 비롯한 유산소 운동을 하고 있다.

해마에서 신경 생성이 감소하는 원인으로 노화 현상이 잘 알려져 있다. 젊은 생쥐와 늙은 생쥐의 해마를 비교해 보면 젊은 생쥐에 많았던 신경이 늙은 생쥐에서는 가뭄에 콩 나듯이 거의 없어진다. 우리를 슬프게 하는 일이 아닐 수 없다. 해마에서 신경이 감소하는 또 다른 원인이 일상생활에서 피부가 받는 자외선이다. 저자의 연구 결과에 따르면 자외선이 해마에서의 신경생성을 심하게 억제한다는 놀라운 사실을 확인할 수 있었다.

자외선에 의해 증가된 코티솔이 신경 생성을 억제한다.

스트레스를 받으면 건강이 나빠진다. 그 이유는 스트레스가 코티솔(cortisol)이라는 스트레스 호르몬을 증가시키기 때문이다. 코티솔이 증가하면 혈압이 오르고, 당뇨가 심해지며, 인지기능이 떨어지고, 우울증이 생기고, 살이 찐다는 사실이 잘 알려져 있다. 코티솔이 병적으로 많이 분비되는 쿠싱증후군(Cushing syndrome)이란 병이 있다. 이 병을 앓고 있는 환자들에게서 위에 언급한 증상들이 많이 관찰되고 있는 것을 보면 스트레스를 받아 증가하는 스트레스 호르몬이 우리 건강에 정말로 나쁜 영향을 미치고 있음을 잘 알 수 있다.

스트레스는 뇌의 시상하부를 자극하여 CRH라는 호르몬을 만들게 한다. CRH는 뇌하수체를 활성화시켜 ACTH라는 호르몬 생산을 유도하고, 이 호르몬이 부신피질에서 코티솔 합성을 촉진하게 된다. 이런 경로로 스트레스를 받으면 혈중에 코티솔 농도가 증가하여, 우리 몸에 나쁜 영향을 미치고 해마에서 신경 생성을 억제하여 기억력과 인지기능을 감소시킨다.

흥미로운 사실은 우리 피부도 자외선에 의해 자극을 받으면 코티솔을 합성한다는 사실이다. 피부가 자외선을 받으면 CRH, ACTH 호르몬 생산이 증가하고, 코티솔이 피부에서 많이 만들어진다는 사실이다.

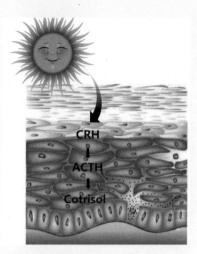

자외선이 피부에서 코티솔 합성을 증가시킨다.

저자의 실험실에서 생쥐에 자외선을 1주일에 3번, 2주간 총 6번 조사하였다. 생쥐를 마취하고 눈은 가리고 피부에만 자외선을 쪼여주었다. 그 결과, 자외선을 받은 생쥐에서는, 자외선을 받지 않은 생쥐와 비교했을 때, 혈중에 스트레스 호르몬이 2배 이상 증가하였다. 피부에서는 스트레스 호르몬 생산에 관여하는 효소들이 자외선에 의해 증가하였다. 이들 효소들이 피부에서 많은 양의 스트레스 호르몬을 합성한 것이다. 또한, 혈중에 증가한 스트레스 호르몬이 뇌로 들어가 해마에서의 신경생성을 억제한다는 사실을 증명하였다. 해마에서 새로 만들어지는 신경들은 서로 연결되어 신경신호들을 전달해야 하는데, 자외선이 신경과 신경을 연결해주는 시냅스 형성도 억제한다는 사실도 증명하였다. 이상의 결과들은, 자외선이 피부에서 코티솔이라는 스트레스 호르몬을 증가시켜 해마에서의 신경 생성을 감소시키고, 신경사이의 연결인 시냅스 형성도 억제하여, 그 결과 생쥐의 기억력과 인지능력을 감소시킨다는 사실을 증명한 것이다.

자외선이 도파민이란 신경전달 물질을 증가시켜 기억력을 나쁘게 한다.

저자의 실험실에서는 피부에서 만들어진 스트레스 호르몬의 역할을 증명한 후에도 자외선이 뇌에 미치는 연구를 계속하였다. 저자가 추가로 발견한 사실을 소개하고자 한다. 위에서 설명한 코티솔이라는 스트레스 호르몬뿐만 아니라, 자외선이 도파민이라는 신경전달 물질을 과다하게 증가시켜, 해마에서의 새로운 신경생성을 억제하여, 생쥐에서 기억력을 감소시킨다는 사실을 추가로 발견하였다.

이 실험에서는 생쥐에 더 많은 자외선을 쪼였다. 1주일에 3번씩 6주간, 총 18번 자외선을 쪼였다. 자외선을 6주간 쪼이면, 생쥐의 기억력이 많이 나빠짐을 관찰하였다. 앞서 언급한 코티솔의 작용과는 별개로 도파민이라는 물질도 자외선을 받은 생쥐의 혈액 내에 크게 증가함을 발견하였다. 역시 이번 실험에서도 자외선이 생쥐의 해마에서 신경 생성을 억제시키고, 신경과 신경을 연결해주는 시냅스 형성도 억제하는 사실을 재확인하였다. 도파민의 작용을 억제하는 약물을 투여하면 신경생성이 억제되는 것이 유의하게 예방되고, 시냅스 형성도 다시 좋아지는 것을 발견하였다. 즉, 이번 연구에서는 코티솔이라는 스트레스 호르몬과 별개로 자외선을 받은 생쥐 피부에서는 도파민을 많이 만들고, 피부에서 만들어진 도파민이 혈관을 타고 뇌에 들어가 해마에서 신경 생성과 시냅스 형성을 억제하여, 생쥐의 기억력과 인지 기능이 감소한 것이다.

자외선을 받은 피부가 많이 만들게 되는 코티솔과 도파민이 해마에서 신경 생성을 억제하는 작용을 하기 때문에 기억력이 나빠지고, 인지기능이 나빠진다는 사실이다. 따라서 자외선을 철저히 차단하는 것이 피부 뿐만 아니라 뇌 건강에도 매우 중요하다는 사실을 명심하자.

자외선을 철저히 차단하면 총명한 뇌를 유지할 수 있다.

    저자도 젊었을 때와 지금을 비교하면 기억력이 많이 나빠진 것 같다. 정년을 앞둔 나이가 되어버렸으니 저자의 뇌도 많이 노화되었기 때문일 것이다. 또 한편으로는, 의과대학생 때 자외선차단제를 바르지 않고 테니스를 많이 쳐서 나의 피부가 자외선을 너무 받은 것이, 나의 뇌 해마에 나쁜 영향을 미쳐서 기억력이 감퇴한 것일 가능성이 있어 보인다. 자외선이 머리를 나쁘게 한다는 사실을 연구를 통해 밝힌 이후에는, 자외선을 더 철저히 차단하여 머리가 더 이상 나빠지지 않게 노력하고 있다. 여러분도 철저히 자외선을 차단하여, 총명한 뇌를 유지하시길 바란다.

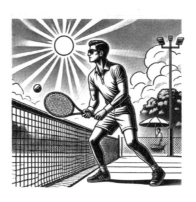

자외선이 머리를 나쁘게 한다.

자외선이
마음을
우울하게 한다.

뇌 활동이 마음을 결정한다.

앞서 설명할 것처럼 우리가 느끼는 마음이 가슴에 있는 것 같지만, 사실은 마음은 뇌의 활동으로 만들어진다. 뇌의 활동으로 생각, 감정, 의지, 기억, 통찰력, 지능 등이 결정되고, 뇌 활동에 따라 우리 마음 상태가 결정된다. 즉, 뇌의 건강한 활동이 곧 건강한 마음을 결정한다고 할 수 있다. 평온한 마음 상태를 유지하고자 한다면 뇌의 상태를 건강하게 유지해야 한다.

자외선이 스트레스 호르몬인 코티솔을 증가시킨다는 사실을 증명한 연구 결과를 앞서 설명드렸다. 우리가 스트레스를 받으면 어

1장. 자외선이 뇌 기능을 변화시킨다.

떤 마음 상태가 되는지 누구나 알고 있다. 불안한 마음, 초조한 마음, 우울한 마음, 안절부절 불안정한 마음 상태가 된다. 우리의 이런 불안한 감정, 우울하다는 생각을 지배하는 뇌 부위가 바로 해마 부위이다.

앞서 설명한 것처럼 자외선이 해마에서 신경 생성을 억제하기 때문에 해마의 기능이 저하될 수밖에 없다. 자외선을 평생 받게 되면, 자외선에 의해 피부에서 만들어진 스트레스 호르몬인 코티솔이 만성적으로 해마에 나쁜 영향을 미치게 된다. 이는 만성적으로 정신적 스트레스를 받는 경우와 비슷한 상태라고 할 수 있다. 자외선을 받는 경우와 정신적 스트레스를 받은 경우 모두, 혈액 내 코티솔을 증가시키기 때문에, 각종 스트레스성 질환이 발생하게 된다. 해마에서 신경 생성을 억제하는 현상은 감정 조절에 이상을 초래하여 우울한 마음, 우울증을 유발할 수 있다.

자외선이 우울증을 유발한다.

저자는 생쥐 실험을 통하여 자외선이 우울증을 유발할 수 있음을 관찰하였다. 생쥐에게 자외선을 1주일에 3번, 총 6주간 쪼여준 후에 생쥐에서 우울한 감정이 생겼는지를 확인하였다. 어떻게 생쥐의 마음을 읽을 수 있을까? 방법이 있다. 아래 그림과 같이 생쥐의 꼬리를 줄로 묶어 거꾸로 매달면, 정상적인 생쥐라면 살기 위해서 탈출하려고 몸부림을 치게 마련이다.

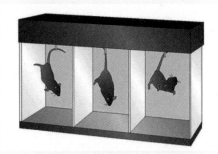

꼬리매달기 실험

그런데 우울한 마음이 들고, 우울한 마음 때문에 삶에 대한 애착이 줄어들었다면 살기 위해 몸부림을 치지 않고 포기할 것이다. 따라서 얼마나 오래 몸부림을 치는지, 아니면 금방 몸부림치는 것을 중지하고 가만히 매달려 있는지를 관찰함으로써 생쥐의 마음을 추측할 수 있다. 즉, 몸부림을 적게 치면 우울한 상태라고 생각된다. 저자가 얻은 결과는 자외선을 6주간 받은 생쥐는 자외선을 받지 않은 생쥐에 비하여 몸부림을 거의 치지 않는 것을 관찰하였

1장. 자외선이 뇌 기능을 변화시킨다.

다. 이는 자외선이 스트레스 호르몬인 코티솔을 증가시켰고, 코티솔이 기분과 감정을 조절하는 해마에서의 신경 생성을 억제하였기 때문에, 생쥐에게 병적인 우울한 감정이 생기고, 살고자 하는 정상적인 마음을 잃어버린 것이다.

사람이 앓고 있는 질환 중에 코티솔이 비정상적으로 많이 생성되는 쿠싱증후군(Cushing syndrome)이란 질환이 있다. 이 질환 환자의 혈중에는 코티솔 농도가 많이 증가되어 있다. 그 결과 쿠싱증후군 질환을 앓고 있는 환자들에서 우울증 증상이 증가된다는 논문이 있다. 생쥐에서처럼 사람에서도 코티솔이 증가하면 우울한 감정이 생길 수 있다.

자외선이 우리의 기분까지 우울하게 만들고, 망쳐버릴 수 있다니 놀라울 뿐이다.

자외선이
식욕을
증가시킨다.

    실험하다가 우연히 발견한 현상을 연구하여 새로운 사실을 밝히게 되는 경우가 많다. 저자의 실험실에서 자외선을 쪼이면 생쥐가 사료를 많이 먹는 현상을 우연히 관찰하였다. 왜 자외선이 식욕을 증가시킬까? 식욕 조절은 뇌가 하는 것이다. 즉, 자외선이 뇌에 작용하여 음식을 많이 먹게 하는 것이다. 자외선이 뇌에 영향을 주고 있다는 또 하나의 증거라 할 수 있다. 자외선이 어떻게 식욕을 증가시키는지 설명드리고자 한다.

자외선이 뇌의 식욕 조절 작용을 변화시킨다.

    식욕을 조절하는 조절기전은 복잡하다. 먼저 피부에 위치하고 있는 피하지방세포가 렙틴(leptin)이라는 물질이 분비한다. 렙틴은 식욕을 억제하는 역할을 한다. 즉, 렙틴이 많이 만들어지면 식욕이 감소하고, 렙틴이 적게 만들어지면 많이 먹게 된다. 예를 들면, 밥을 많이 먹고, 운동을 하지 않아 체중이 늘면, 피하지방세포에서 렙틴을 많이 생산하여, 식욕을 감소시켜 덜 먹도록 만들어 건강을 지키려고 노력하는 것이다. 비만의 경우에는 피하지방세포가 렙틴을 많이 만들고, 피하지방세포가 만든 렙틴은 혈액으로 분비되고, 뇌에 작용하여 뇌에서 식욕을 억제하도록 한다. 혈중 렙틴의 농도에 따라, 뇌 안에서 식욕을 조절하는 중추식욕조절 물질들이 변화되어 식욕이 조절되는 것이다. 결론적으로, 식욕은 피하지방에서 만들어지는 렙틴이 뇌 안으로 들어가서, 뇌에서 식욕을 조절하는 물질의 양을 조절하여 결정된다.

저자의 실험실에서 어떻게 자외선이 식욕을 증가시키는지 밝혔다. 생쥐 피부에 자외선을 총 12주간 조사하였다. 자외선을 쪼인 생쥐는 그렇지 않은 생쥐에 비하여 더 많은 사료를 먹는 것을 확인하였다. 또한 자외선을 쪼여 준 생쥐의 피하지방에서 렙틴 합성이 감소하는 것을 관찰하였다. 피하지방세포에서 렙틴을 덜 만들기 때문에 생쥐의 혈액 내의 렙틴의 농도도 감소하였다. 렙틴은 뇌로 들어가서 뇌에서 식욕을 조절하는 물질들을 조절하게 되는데,

혈액 내의 렙틴의 감소는 생쥐의 뇌에서 식욕을 증가시키는 물질들을 증가시켜서 생쥐의 식욕이 증가된다는 사실을 발견하였다. 즉, 생쥐 피부에 자외선을 쪼이면 생쥐가 많이 먹게 되는데 그 이유는 자외선이 피하지방에서 렙틴 합성을 억제하기 때문인 것이다.

자외선이 사람 피하지방에서도 렙틴을 감소시킨다.

생쥐에서 관찰한 현상이 사람 피부에서도 일어날까 하는 의문이 생길 것이다. 생쥐와 사람이 같다는 보장은 없다. 결국은 연구를 통해서 자외선이 사람에서도 렙틴 합성을 감소 시킬지 확인해 보아야 한다.

저자의 실험실에서 자외선이 사람 피부에서도 렙틴 합성을 감소시킨다는 사실을 입증하였다. 자원자 모집하여 자원자의 피부를 조직검사하는 방법으로 연구를 진행하였다. 햇볕에 항상 노출되는 바깥쪽 팔 피부 피하지방에서의 렙틴 발현량이, 같은 사람에서 햇볕을 보지 않는 엉덩이 피부의 피하지방에 비하여, 많이 감소되어 있음을 확인하였다. 즉, 오랜 세월 자외선에 노출되면 렙틴의 합성이 만성적으로 감소된다는 사실이다. 다음으로는 한번 자외선을 받는 경우에도 렙틴 합성이 억제되는지를 확인하였다. 젊은 자원자의 엉덩이 피부에 여름철 한낮에 1시간 내지 1시간 30분 정도 햇볕을 받을 때 우리 피부가 받는 자외선 양을 쪼여 주었다. 그 결과 자외선을 한번 쪼여도 우리 피부의 피하지방세포에서의 렙틴 합성이 일시적으로 유의하게 감소함을 확인하였다.

즉, 사람 피부가 자외선을 급성으로 받거나, 만성적으로 오랜 세월 동안 받으면 피하지방에서의 렙틴 합성이 감소하게 된다. 그 결과 자외선을 받으면 사람의 식욕이 증가하게 된다. 렙틴은 여러 가지 작용을 하고 있는데 그 중에서 식욕을 억제하는 역할이 잘 알려져 있다. 비만한 사람에서는 렙틴이 많이 만들어지고, 증가된 렙틴은 식욕을 억제하여 더 이상 살이 찌지 않도록 하는 좋은 역할을 하고 있다. 그런데 자외선이 렙틴 형성을 억제하면 식욕을 억제하는 작용이 줄어들게 되면서, 뇌에서 식욕 촉진물질을 더 만들게 되어 식욕이 증가되고, 더 많이 먹게 되는 것이다.

야외 활동 후에 음식 맛이 좋아지는 이유가 자외선 때문이다.

자외선이 식욕을 증가시킨다니, 미처 생각하지 못했던 사실이다. 우리가 바닷가에 놀러가서 햇볕을 많이 쬐이거나, 등산 등 야외 활동을 하면, 식욕이 좋아지고 많이 먹게 되는 이유가 있었다니 흥미로운 연구 결과가 아닐 수 없다. 햇볕을 많이 쪼이면, 자외선이 피부에서 렙틴이란 물질의 합성을 감소시키게 되고, 렙틴이 뇌에서 식욕을 억제하는 작용이 줄어드는 것이다. 자외선이 여러 가지 형태로 우리 뇌에 영향을 주고 있다. 재미있고 놀라운 새로운 발견이다.

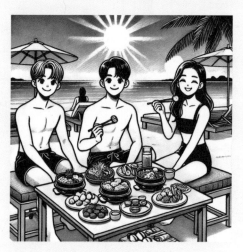

자외선이 식욕을 증가시킨다.

5

자외선이
체중 증가를
억제한다.

자외선이 체중을 억제한다.

앞에서 설명한 것 처럼 생쥐에서 자외선이 식욕을 증가시켜, 생쥐가 사료를 많이 먹는 현상을 관찰하였다. 그러나, 흥미롭게도 자외선을 조사한 생쥐가 많이 먹는데도 체중은 오히려 감소하는 현상을 관찰하였다. 많이 먹는데 체중이 증가하지 않는다면 얼마나 좋을까? 저자의 실험실에서 추가 연구를 통해서 생쥐에서 관찰한 많이 먹는데 체중이 증가하지 않은 이유를 밝혔다.

지방세포에는 백색지방세포와 갈색지방세포가 있다.

지방세포는 2가지가 존재한다. 백색지방세포는 남아도는 에너지를 지질 형태로 저장한다. 크기가 큰 하나의 지질 덩어리가 백색지방세포의 세포질에 존재하고, 만약 굶거나 에너지가 부족해지면 저장된 지질을 사용하여 부족한 에너지를 만들게 된다. 또한 백색지방세포는 렙틴을 분비하여 식욕을 조절한다. 반면에 갈색지방세포는 저장하고 있던 지방산을 이용하여 열을 발생시키는 작용을 한다. 기온이 낮은 추운 환경에 우리 몸이 노출되면 백색지방세포는 갈색지방세포로 변한다. 증가한 갈색지방세포는 열을 많이 발생시켜 우리 몸을 추위로 부터 잘 견디게 만들어 준다. 그 과정에서 축적된 지방을 이용하기 때문에 체중이 감소하게 된다. 한 개의 지방덩어리로 지질을 보관하고 있는 백색지방세포와는 달리 갈색지방세포는 여러 개의 작은 지방덩어리 형태로 세포질에 지질을 보관하고 있다. 갈색지방세포는 교감신경의 지배하에 반응한다. 즉, 추운 환경에서는 교감신경이 활성화되고, 갈색지방세포를 활성화시켜 지질 분해를 시작시킴으로써 열을 발생시킨다.

1장. 자외선이 뇌 기능을 변화시킨다.

자외선을 받은 백색지방세포는 갈색지방세포로 변화한다.

저자의 실험실에서는 자외선을 받은 생쥐 피하지방의 백색지방세포가 갈색지방세포로 많이 변화함을 발견하였다. 백색지방세포가 갈색지방세포로 많이 변화한다는 의미는 지방을 이용하여 열을 많이 발생시킨다는 의미로, 축적된 지방을 많이 사용하게 된다는 의미이다.

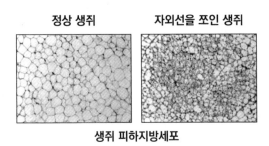

정상 생쥐　　　자외선을 쪼인 생쥐

생쥐 피하지방세포

자외선이 백색지방세포를 갈색지방세포로 변화시킨다.

즉, 자외선을 받은 생쥐가 식욕이 증가되어 많이 먹어도, 갈색지방세포에서 저장된 지방을 많이 사용하기 때문에 체중이 불지 않는 것이다. 많이 먹어도 살이 찌지 않는다니 꿈과 같은 이야기이다.

저자는 어떻게 자외선이 백색지방세포를 갈색지방세포로 바꾸는지 궁금하여 연구를 계속하였다. 자외선이 피부에서 노르에피네프린(norepinephrine)의 합성을 증가시키고, 이 물질이 백색지방세포를 갈색지방세포로 변화시킨다는 것을 실험적으로 증명하였다. 피부가 자외선을 받은 후, 피부세포가 노르에피네프린이란 신경전달물질의 합성을 증가시키게 된다. 증가된 노르에피네프린은 백색지방세포를 갈색지방세포로 변화시키는 작용을 하며, 앞서 설명드린 피하지방에서 렙틴 합성을 감소시키는데도 중요한 역할을 하고 있다.

살을 빼기 위해 자외선을 쬐면 안된다.

자외선을 받으면 피하지방이 감소한다. 이는 자외선에 의해 피부세포가 만든 노르에피네프린이 백색지방세포를 갈색지방세포로 바꾸고, 갈색지방세포로 하여금 저장된 지방을 이용하여 열을 많이 발생시켜 지방 분해를 증가시키기 때문이다. 또한 저자의 실험실에는 자외선이 직접적으로 피하지방세포에서의 지질 합성을 억제한다는 것도 규명한 바 있다.

"아… 그러면 살을 빼기 위해 햇볕을 많이 쬐면 되겠구나!!"라고 생각하시는 분이 계실 것이다. 그러나 그러면 절대로 안 된

다. 그 이유는 자외선이 살을 빼는 좋은 효과가 있기는 하지만, 동
시에 더 심각한 자외선의 나쁜 영향이 있기 때문이다.

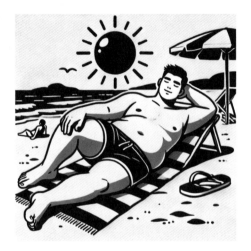

살을 빼기 위해 자외선을 쬐면 안 된다.

자외선은 1급 발암물질이고 피부노화의 주범이다.

살을 빼기 위해서 햇볕을 쬐면 안되는 이유는 햇볕에 포함된 자
외선이 피부암을 유발하기 때문이다. 세계보건기구(WHO)에서는
자외선을 1급 발암물질로 규정하였다. 철저히 자외선을 차단할 것

을 권하고 있다. 피부에 멜라닌 색소가 적은 백인의 피부에서는 각종 피부암이 매우 잘 생긴다. 자외선이 피부암을 유발하기 때문이다. 한국인을 비롯한 동양인에서도 피부암이 증가 추세이다. 백인보다는 덜 하지만 동양인 피부에서도 자외선이 피부암을 유발한다.

또한 햇볕은 피부노화를 유발하는 주범이다. 햇볕 속의 자외선뿐만 아니라, 적외선, 가시광선도 피부노화를 유발한다. 이중 자외선이 얼굴에 주름살을 유발하고, 탄력을 감소시키는 작용이 가장 강력하다. 적외선은 열선이라고도 하는데 햇볕을 받으면 적외선이 피부에 흡수되어 피부온도를 올리기 때문이다. 적외선도 피부 온도를 올려 열노화를 유발한다. 피부온도가 오르면 피부가 빨리 노화되기 때문이다. 가시광선도 피부에 색소침착을 유발하여 피부노화를 유발하는 것이 잘 알려져 있다. 따라서 아무리 살을 빼고 싶어도 햇볕을 쫴서는 안된다. 햇볕에 의한 나쁜 영향이 너무 많기 때문이다.

자외선이 갈색지방세포를 많이 만들고, 축적되어 있는 지질을 열로 분해시켜 체중증가를 억제한다는 사실은 매우 즐거운 사실이다. 그러나 자외선이 피부암을 유발하고, 피부노화를 유발하니 체중을 조절하기 위해 햇볕을 쪼이는 것은 현명한 생각이 아니다. 더 많은 연구를 통하여 자외선이 체중 감소 효과를 보이는 기전과 동일한 기전으로 효과를 낼 수 있는 자외선 유사체(UV mimetic)를 개발하는 것이 좋은 아이디어라고 생각한다.

자외선이 뇌에 각종 영향을 미친다.

저자가 서울대학교에서 연구한 결과 자외선이 피부를 자극하면, 피부가 여러 가지 호르몬과 생리활성물질을 많이 또는 적게 만들게 되고, 그 결과 혈액 내의 이들의 농도가 변화되고, 뇌로 들어가는 양이 달라짐으로써 우리 뇌에 각종 영향을 미친다는 사실을 설명드렸다.

자외선이 피부에서 코티솔을 증가시켜 해마에서 신경 생성을 감소시켜, 마음을 우울하게 한다. 또한 자외선이 피부에서 코티솔 및 도파민 생성을 증가시켜 머리를 나쁘게 한다. 자외선이 피부 피하지방에서 렙틴 합성을 억제하여, 억제된 렙틴이 뇌에서 식욕을 증진하게 된다. 피부에 쪼인 자외선이 우리 뇌의 기능을 바꿀 수 있다는 사실에 주목해야 하고, 머리를 나쁘게 하고, 마음을 우울하게도 만들며, 많이 먹게 식욕을 증가시킨다는 것은 자외선이 상당히 뇌의 기능에 악영향을 미치고 있음을 의미하고 있다. 자외선이 총명한 두뇌와 육체적 건강을 유지하는 데 악영향을 미치고 있다.

6

자외선차단제는
뇌 보호제이다.

건강한 뇌를 유지하기 위해 자외선 차단을 철저히 하세요.

이제는 피부노화를 예방하고, 피부암을 예방하기 위해서만이 아니라 총명한 뇌를 유지하기 위해서 자외선 차단을 철저히 해야 한다. 자외선이 피부에 주름을 만들고, 피부에 지저분한 색소성 반점을 유발하며, 피부를 늙게 만드는 미용상의 영향에만 신경쓰고 있는 현대인들에게, 자외선이 기억력을 떨어뜨리고, 인지기능을 나쁘게 하며, 우리의 마음을 병들게 할 수 있다는 사실은 큰 충격일 수 있고, 믿기지 않을 수 있다. 자외선이 피부 속 마음까지 영향을 줄 수 있다는 사실을 잊지 말자.

다시 한번 강조한다. 자외선으로부터 우리 뇌를 보호하기 위해서 자외선을 철저히 차단해야 한다. 반소매, 반바지는 입지 않고, 꼭 긴 옷을 챙겨 입도록 한다. 옷에 가려지지 않는 노출 부위의 피부에는 자외선차단제를 철저히 바르도록 한다. 챙이 넓은 모자와 양산을 쓰도록 한다. 선글라스도 꼭 쓰는 것이 좋다. 철처히 자외선을 차단하면 비타민D가 부족해질까봐 걱정이라면 비타민D 보충제를 복용하도록 한다. 세계보건기구(WHO)에서는 자외선을 1급 발암물질로 규정하고, 철저히 자외선을 피할 것을 권고하고 있으며, 혹시 부족해질 수 있는 비타민D는 보충제 형태로 복용하라고 권고하고 있다. 그러나 아직 세계보건기구에서 자외선이 기억력을 떨어뜨리고 우울증을 유발할 수 있다는 점을 인류에게 경고하고 있지는 않지만, 곧 그럴 것으로 생각하고 있다. 100세가 될 때 까지 총명한 두뇌를 유지하여, 좋은 기억력, 올바른 판단력, 편안한 마음을 유지하기 위해서는 자외선차단은 필수적으로 해야 한다.

뇌 보호제이자 뇌 영양제인 자외선차단제를 바르자.

총명한 뇌를 유지하고 싶으면, 외출할 때는 자외선차단제를 꼭 바르도록 한다. 자외선차단제를 선택하는 방법과 바르는 방법을 잘 알고 바르자.

1. 자외선차단제를 선택할 때는 SPF50+와 PA+++ 이상을 선택
   한다. SPF는 자외선B를, PA는 자외선A를 차단하는 효능을
   표시해 놓은 것이다. SPF는 50이면 충분하기 때문에 우리나
   라 식약처에서는 50 이상의 효능이라도 SPF50+라고 표시하
   라고 규정하고 있다. PA는 + 표시가 3개 이상인 것이 자외선
   A 차단 효능이 좋은 제품이다.

2. 자외선차단제는 2시간마다 덧 발라야 한다. 그 이유는 자외
   선차단제 성분이 2시간 동안 자외선을 흡수한 후에는 화학적
   으로 변성되어 더 이상 자외선을 흡수하지 못하게 되기 때문
   이다. 따라서 2시간 이후에는 자외선차단제의 효과가 없어지
   므로 다시 덧 발라주어야 한다.

3. 자외선차단제는 가능하면 많이 발라야 한다. 식약처에서
   정한 바르는 권장양은 피부 $1\,cm^2$당 2 mg의 자외선차단제
   를 발라야 한다. 우리나라 성인 남성의 얼굴 넓이가 평균
   $500\,cm^2$이며, 성인 여성은 평균 $400\,cm^2$이다. 따라서 남성은
   $1\,g(500\,cm^2 \times 2\,mg)$, 여성은 $0.8\,g(400\,cm^2 \times 2\,mg)$을 발라야
   한다. 일반적으로 사람들이 바르는 자외선차단제의 양을 조
   사해보니 권장량의 1/3~1/4 정도이다. 그러면 자외선을 차단

하는 효과는 1/3~1/4로 감소하는 것이 아니라, 기하급수적으로 감소하여 1/9~1/16로 감소되기 때문에 효과가 거의 없게 된다. 자외선차단제는 권장량을 바른 것이 중요하다.

4. 자외선A는 먹구름을 쉽게 뚫고 우리 피부에 도달하기 때문에 흐린 날과 눈비가 오는 날에도 자외선차단제를 발라야 한다. 흐른 날이나 비가 오는 날에는 자외선이 없다고 생각하고 외출 시 자외선차단을 하지 않거나, 자외선차단제를 바르지 않는다면 우리 뇌는 점점 자외선의 영향으로 나빠질 것이다.

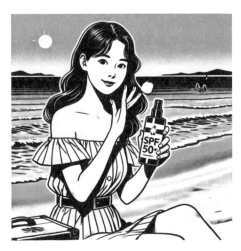

자외선차단제는 뇌 보호제다.

자외선차단을 철저히 하여 100세까지 스마트하게 살자.

자외선이 피부를 늙게 만들고, 피부암을 유발하는 것은 잘 알려져 있다. 우리는 젊은 피부를 유지하고, 피부암을 예방하기 위해서 자외선차단제를 열심히 바르고, 자외선을 피하기 위해 노력을 하고 있다. 그러나 아직도 많은 사람들은 자외선차단제를 바르지도 않고, 자외선의 나쁜 영향에 대해서 무심한 경향이 있다.

우리는 100세 시대에 살고 있다. 100세까지 육체적으로 건강하고, 정신적으로는 스스로 정확한 판단을 할 수 있는 인지능력을 유지하여야 한다. 그렇지 않으면 자식들에게 큰 짐이 될 뿐만 아니라 본인의 삶도 의미 없는 삶으로 전락할 수 있다.

세월이 흘러 나이를 먹을수록, 판단 능력이 떨어지고, 기억력이 감소하고, 인지기능이 감소하는데, 매일 매일 피부에 도달하는 자외선이 큰 역할을 하고 있다는 사실이 놀랍지 않은가? 뇌의 건강을 유지하고, 100세까지 스마트한 노인으로 살아가기 위해서는, 이제는 자외선 차단제를 잘 바르면서 자외선을 철저히 피하는 것이 꼭 필요하다는 것을 명심하자.

1장. 자외선이 뇌 기능을 변화시킨다.

피부노화는 뇌 기능을
나쁘게 만든다.

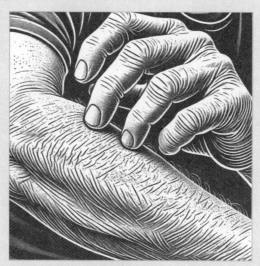

피부가 노화되면,
피부 염증이 생겨 뇌기능을 나쁘게 한다.

건조한 피부가
인지기능을
감소시킨다.

피부가 노화되면, 피부는 건조해진다.

피부의 본연의 역할은 무엇인가? 우리 몸을 보호하는 기능이다. 피부는 더러운 외부 환경으로부터 우리 몸을 보호하는 중요한 역할을 한다. 단순히 물리적 장벽의 역할만을 하는 것이 아니라, 면역기능도 발휘하고, 필요하면 균을 죽이는 물질도 만들어 우리 몸을 항상 건강하고 젊게 유지하려고 애쓰는 기특한 장기가 피부인 것이다.

피부가 노화가 되면 피부가 건조해지기 마련이다. 정도의 차이는 있지만, 누구나 예외 없이 나이가 들고 피부가 노화되면 피부는 건조해진다. 젊은 사람의 피부는 눈에는 보이지 않지만 두꺼운 기름막이 피부를 감싸고 있다. 기름막은 각질층의 각질세포들 사이사이를 채우면서 존재한다. 각질세포와 기름막으로 이루어진 구조물을 피부장벽이라고 부른다. 기름막이 두껍게 잘 존재하면, 피부에 있는 수분이 기름막 때문에 외부로 빼앗기지 않아 피부가 건조해질 일이 없다. 피부장벽을 구성하는 기름막의 지질 종류는 콜레스테롤, 세라마이드, 지방산이다. 이 3 종류의 기질 성분이 1:1:1의 비율로 존재하고 있다.

피부가 노화가 되면 두 가지 문제가 발생한다.

첫째, 피부장벽을 구성하는 각질층이 잘 형성되지 않아 피부장벽의 두께가 얇아진다. 다시 말하면 각질세포들이 덜 만들어져 각질층의 두께가 감소된다는 의미이다.

둘째, 피부세포가 기름을 잘 만들지 못한다. 그러면 기름막의 두께가 얇아지고, 기름막의 두께가 점점 얇아지면 결국에는 기름막에 구멍이 생기게 된다. 그러면 피부의 수분이 쉽게 밖으로 빼앗기게 되고, 피부는 매우 건조해진다.

여성의 경우에는 50세 정도에 폐경이 시작되면 갑자기 피부가 건조해진다. 남성의 경우에도 50세에서 60세가 되면 피부가 갑자기 건조해지기 시작한다. 이런 현상은 위에서 설명한 것처럼 각질세포가 잘 만들어지지 않고, 피부에서 지질 합성이 감소하여 피부장벽 기능이 감소하기 때문이다.

2장. 피부노화는 뇌 기능을 나쁘게 만든다.

피부가 건조하면 염증이 생긴다.

피부가 건조해지면, 우리 피부는 "아 내 피부가 건조해졌구나"라고 느끼고, 건조해지는 것을 어떻게 해서든지 막아보려고, 또한 건조하기 않게 다시 만들어 보려고 노력한다. 그러기 위해서는 각질세포를 더 만들어 각질층을 더 두껍게 만들고, 지질을 더 합성해야 한다. 피부세포는 여러 가지 물질을 내서 각질세포도 더 만들게 하고, 지질을 더 합성하려고 노력한다.

이때 세포가 내는 물질을 "사이토카인"이라 한다. 그러나, 사이토카인은 각질층을 더 만들고, 지질을 더 만드는 작용 외에 부작용으로 피부에 염증을 유발하게 된다. 피부에 염증이 생기면 피부는 가려워진다. 또한, 피부에서 만들어진 사이토카인들이, 혈액으로 흘러들어와 혈액 내 사이토카인의 농도가 증가되고, 전신을 돌아다니면서 뇌를 비롯한 우리 몸을 아주 약한 염증상태로 만들게 되는 부작용이 생긴다.

피부유래 사이토카인이 뇌의 인지기능을 나쁘게 한다.

피부에서 만들어진 염증유발 물질인 사이토카인이 뇌에 작용하여 머리를 나쁘게 하고, 노인에서 관찰되는 기억력 감퇴와 인지기능 손상의 원인이라는 사실이 최근 밝혀지고 있다. 즉, 피부가 노화되면, 피부가 건조해지고, 그러면 피부에서 생성되는 물질(사이토카인)들이 혈액 내로 흘러 들어가서 경미한 염증이 유도되고, 이 염증에 의해 뇌를 비롯한 우리 몸에 노화 현상이 촉진된다는 사실이다.

노인의 기억력이 감소되고, 인지기능이 점점 나빠지는 이유가 피부가 건조하기 때문이며, 건조한 피부가 만드는 사이토카인이 뇌에 작용하여 뇌의 기능을 나쁘게 한다는 충격적인 사실이다. 이렇게 염증에 의해 유도되는 노화 현상을 염증(inflammation)과 노화(aging)의 영어단어를 조합하여 염증노화(inflammaging)라고 한다. 나이가 들수록 기억력이 감퇴되고, 인지기능이 나빠지는 것이 피부로부터 시작된 뇌의 염증노화에 의한 결과라는 놀라운 사실이다.

최근에 이와 관련된 연구 결과들을 요약 설명하면 다음과 같다. Man 교수와 그의 동료연구자들은 일련의 논문을 통하여, 건조한 피부에 의한 염증이 지속되면 인지기능이 손상된다는 사실을 밝혔다.

첫째, 건조한 피부에 보습제를 발라 건조한 피부를 개선시켜주면 혈액 내의 염증을 유발하는 물질인 사이토카인 농도가 감소된다는 사실을 관찰하였다. 즉, 보습제를 바르면 염증 노화를 예방할 수 있다는 사실이다.

둘째, 노인에게 보습제를 계속 바르게 했더니, 보습제를 바르지 않은 사람들에 비하여 인지기능이 나빠지는 정도가 유의하게 감소한다는 사실을 임상 연구를 통하여 증명하였다. 즉, 피부에 발라준 보습제가 뇌의 인지 기능이 나빠지는 것을 예방한 것이다.

셋째, 피부의 보습정노가 좋을수록, 즉 피부가 덜 건조한 사람일수록, 혈액 내의 사이토카인의 농도가 낮다는 것을 관찰하였다. 피부가 건조하면 건조할수록 혈액 내의 사이토카인은 증가하게 된다는 것을 의미한다.

넷째, 피부를 좋게 건강하게 유지하면 노인의 건강상태가 좋아질 수 있다는 것을 발표하였다.

종합해서 다시 말씀드리면, 보습제를 꾸준하게 바르면 노인의 혈액에 증가되어 있던 염증을 유발하는 사이토카인들이 감소하고, 노인의 인지기능이 나빠지는 속도가 늦어진다는 놀라운 새로운 사실을 밝힌 것이다. 충격적인 사실이 아닐 수 없다. 즉, 건조한 피부를 좋게 하면 노인의 뇌 건강상태가 좋아진다는 새로운 사실이다. 피부를 젊고 건강하게 유지하기 위해서 우리는 보습제를 매일 바르고 있다. 이 논문들로 인해서 피부에 보습제를 발라야 하는 이유에, 뇌 건강을 위해서 꼭 발라야 한다는 이유가 추가된 것이다. 피부도 좋아지고, 머리도 좋아진다니 보습제를 피부에 꼭 바르도록 하자.

2장. 피부노화는 뇌 기능을 나쁘게 만든다.

피부 보습제는
뇌 보호제이다.

보습제는 뇌 보호제이자 영양제이다.

이처럼 피부가 노화되고, 그 결과 피부가 건조해지는 것이 뇌 건강을 해친다는 새로운 놀라운 사실을 알게 되었기 때문에, 당연히 이런 일이 생기지 않도록 해야 할 것이다. 이를 위해서는 피부 장벽을 튼튼하게 하고, 피부 건조를 예방하고 치료해 주는 보습제를 꼭 발라야 한다. 보습제는 뇌 보호제이자 영양제인 것이다.

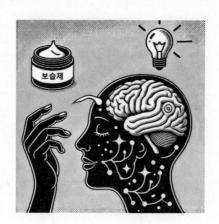

보습제는 뇌 영양제이다.

　100세까지 총명한 뇌를 유지하고 싶으면, 피부가 건조하지 않게 해야 한다. 그러기 위해서는 보습제를 철저히 바르는 것이 필요하다. 나이가 들면 피부가 기름을 만들지 않기 때문에 대신 기름을 발라준다 생각하고 보습제를 발라주는 것이 피부 건조를 예방하는 길이다. 다른 방법은 없다. "피부가 안 만드니 내가 발라준다"라는 생각으로 매일 잘 발라주면 나이가 들어 생기는 기억력 감퇴, 인지 기능이 떨어지는 현상을 예방할 수 있는 것이다.

2장. 피부노화는 뇌 기능을 나쁘게 만든다.

뇌 보호제인 보습제를 열심히 바르자

보습제를 선택하는 방법과 보습제를 바르는 방법에 대해서 설명하고자 한다. 보습제에 대해서 잘 알고 바르는 것이 좋다.

1. 보습제를 선택할 때는 피부 각질층에 존재하는 지질 성분과 동일한 지질 성분이 포함된 제품을 선택하는 것이 좋다. 피부장벽을 구성하는 지질은 콜레스테롤, 세라마이드, 지방산 3 종류의 지질 성분이 1:1:1의 비율로 이루어져 있다. 따라서 피부에 바르는 보습제도 이들 지질 성분이 동일한 비율로 들어가 있는 보습제를 선택하는 것이 바람직하다. 지질 성분 중에 세라마이드가 비싼 편이라, 시중에는 세라마이드를 적게 넣고 만든 권하고 싶지 않은 제품도 간혹 있는 것으로 알고 있으니, 보습제를 선택할 때 잘 확인해 보고 구입하는 것이 필요하다.

2. 피부장벽 구성성분으로 지질 성분과 별개로, "ABO 혈액형 당"이 중요하다는 사실을 저자의 실험실에서 규명하였다. 어떻게 ABO 혈액형 당이 피부장벽 기능에 중요한지에 대해서는 이 책의 4장(99쪽)에 자세히 기술하였다. 피부장벽 기능을

좋게 유지하기 위해서는 ABO 혈액형 당의 역할이 중요하다. 따라서, 보습제를 선택할 때는 반드시 "ABO 혈액형 당"을 증가시키는 성분이 들어있는 보습제를 선택하는 것이 좋다.

3. 보습제는 산도가 5~5.5 정도의 약산성으로 만들어진 보습제를 선택하는 것이 좋다. 그 이유는 피부의 정상 산도가 약산성이며, 약산성 상태에서 피부장벽의 기능이 가장 잘 유지되기 때문이다. 산도가 약산성이 아닌 보습제를 피부에 계속 바르면, 피부의 산도가 비정상적으로 변화하게 되고, 피부장벽 기능에 나쁜 영향을 미치게 된다.

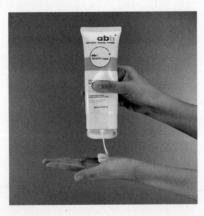

보습제 선택시 성분을 잘 따지고, 약산성 보습제를 선택한다.

2장. 피부노화는 뇌 기능을 나쁘게 만든다.

4. 보습제를 바를 때는 충분한 양을 발라주는 것이 좋다. 피부를 감싸는 보습제의 두께가 두꺼울수록 보습효과가 좋기 때문이다.

5. 보습제를 바를 때 전에 바른 보습제를 닦아내고, 다시 보습제를 발라야 한다고 생각하는 분이 생각보다 많은데 그러면 안 된다. 전에 바른 보습제를 닦아내기 위해 비누로 샤워를 하는 경우에는 오히려 피부를 건조하게 하기 때문에 올바른 방법이 아니다. 보습제를 바를 때, 이전의 보습제를 닦아내고 바르는 것이 아니고, 전에 바른 보습제 위에 덧 바르는 것이 좋다.

6. 보습제를 바르는 횟수는 피부가 건조하지 않은 사람의 경우에는 하루에 2회를 바르면 충분하다. 그러나, 피부가 건조하거나, 피부가 건조해서 가려움증이 심한 경우에는 하루에 3~4회를 바르도록 한다. 보습제는 샤워로 닦아내지 말고 그 위에 계속 덧발라야 한다.

7. 피부가 건조한 경우에는 비누를 쓰지 않고 흐르는 물로만 샤워하는 것이 좋다. 샤워도 매일 하는 것보다는 2일에 한번하고, 아주 간단히, 짧게 샤워하는 것을 추천드린다. 샤워보다도 보습제를 자주 바르는 것이 피부 건조를 예방하는데 좋은 방법이다.

3

피부에서
만드는 BDNF가
뇌를 좋게 한다.

뇌가 만드는 물질들을 피부세포들도 만든다.

엄마 뱃속에서 피부가 만들어질 때 피부와 뇌가 같은 외배엽 세
포로부터 유래된다. 즉, 뇌세포와 피부세포는 조상이 같다는 의미
이다. 따라서 피부세포와 뇌세포는 비슷한 특성을 가지고 있는데,
그중 하나가 뇌세포가 만드는 신경전달물질(neurotransmitter)들을
피부세포도 만들고 있다는 점이다.

뇌세포가 만드는 여러 신경전달물질은 뇌에 존재하는 신경생
성을 유도하거나, 신경세포를 보호하고, 신경과 신경 사이의 신

2장. 피부노화는 뇌 기능을 나쁘게 만든다.

호전달을 조절하는 역할을 하는 물질들이다. 대표적인 신경전달물질 중에서 저자가 서울의대 피부과 실험실에서 연구하고 있는 물질들로는 도파민(dopamin), 뇌유래신경영양인자(BDNF; brain-derived neurotrophic factor), 옥시토신(oxytocin), 세로토닌(serotonin), 노르에피네프린(norepinephrine) 등이 있다.

이들 신경전달물질들은 뇌세포에서도 만들어지고, 피부세포에서도 정상적으로 만들어지고 있다. 두 세포의 조상이 모두 외배엽에서 유래되었기 때문이다. 피부에서 만들어지는 신경전달물질이 피부에서 어떤 일을 하는지는 아직까지 많이 알려지지 않고 있다. 최근에 저자의 연구 결과에 따르면 피부에서 만들어진 신경전달물질들이 혈액을 통하여 뇌로 들어가 뇌의 기능을 조절할 수 있다는 사실을 확인하였다. 이에 관한 재미있는 이야기를 지금부터 해드리고자 한다.

BDNF라는 물질이 뇌 신경 생성과 기능에 중요한 역할을 한다.

BDNF (Brain-derived neurotrophic factor)는 우리 말로 번역하면 "뇌유래신경영양인자"라는 물질이다. 운동하면 뇌에서 BDNF가 많이 만들어져 머리가 좋아진다. BDNF는 해마를 비롯한 뇌를 구성하는 신경의 정상적인 생성 및 건강한 상태를 유지할 수 있게 중요한 역할을 하고 있다. 그리고 신경이 정상 기능을 할 수 있게 도와주고 있다. 따라서 만약 BDNF의 합성이 감소된다면, 우리 뇌의 해마에서 신경 생성이 잘 되지 않고, 해마의 기능이 감소하게 되어, 기억력이 나빠지고, 인지 기능이 떨어지게 된다. 또한 신경이 잘 만들어지지 않아 해마의 기능이 감소하면 우리의 마음도 황폐해지고 우울증 등 문제가 생기게 된다.

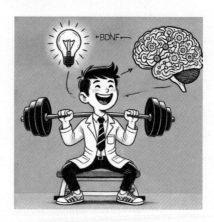

운동하면 머리가 좋아진다.

2장. 피부노화는 뇌 기능을 나쁘게 만든다.

노화되면 BDNF가 감소되어 문제다.

이미 많은 연구자들이 사람이 나이를 먹고 노화되면, 혈액 내에 BDNF 농도가 감소된다는 사실을 규명하였다. 왜 나이가 들면 혈액 내에서 BDNF 농도가 감소되는지는 확실하지 않으나, 아마도 피부세포가 만드는 BDNF의 양이 피부가 노화됨에 따라 감소되어, 피부로부터 혈액 내로 흘러 들어오는 양이 줄어든 것이 원인일 수 있다. 혈액 내의 BDNF 농도가 감소하면 뇌에 미치는 좋은 영향도 감소하게 될 것이다. 또한 뇌 안의 BDNF의 농도도 나이가 들면 들수록 감소하게 된다. 그러면 우리 뇌는 감소된 BDNF에 의해서 기억력이 떨어지고, 인지능력이 감소되며, 뇌의 활동이 감소된다.

만약 뇌세포가 BDNF의 생성을 많이 만들게 할 수 있는 방법이 있다면 100세 시대의 노인들에게 희소식이 될 수 있지 않을까? 그러나 아직까지 뇌세포에 직접 작용하여 BDNF 합성을 증가시키는 약물은 개발되어 있지 않은 듯하다. 머리 좋아지는 약을 시중에서 살 수 없는 것을 보면 아직 신경과학자들이 BDNF를 증가시키는 약 개발에 성공을 못 한 것이다.

그러면 어떻게 뇌세포 주위에 BDNF 농도를 증가시켜 뇌세포를 자극하여 신경 재생을 증가시킬 수 있을까? 신경과학자가 성공하지 못한 것을 피부과학자인 저자가 생각한 아이디어로 성공시켰다. 저자가 생각한 방법은 다음과 같다. 앞에서 언급한 것처럼, 피부세포는 뇌세포와 마찬가지로 BDNF를 정상적으로 만들고 있다. 피부세포에서 BDNF를 많이 만들게 하면, 피부에서 만들어진 BDNF가 혈액 내로 흘러 들어가고, 그 결과 혈중의 BDNF 농도가 증가하게 될 것이다. 증가한 혈액 내의 BDNF가 뇌로 들어가서 신경 재생을 촉진시킬 것이라는 가설을 세웠다.

토마토와 레몬 추출물이 피부에서 BDNF 합성을 증가시킨다.

피부에서 만들어진 BDNF가 혈액을 통해서 뇌 안으로 들어갈 수 있는지부터 확인하였다. 왜냐하면 BDNF는 분자량이 정말로 큰 단백질이기 때문에 뇌를 보호하고 있는 장벽(Blood Brain Barrier, BBB)을 통과하지 못할 수도 있기 때문이다. BDNF가 늘어나면 뇌에 들어가 작용을 할 수 있는지를 확인하기 위해서 BDNF를 구입하여 생쥐의 복강 내에 주사하였다. 그 결과 쥐 해마에서 신경세포의 증식이 증가됨을 확인하였다. 즉, 뇌가 아닌 다른 곳에서 BDNF를 증가시키면, 이 물질이 혈액을 타고 뇌에 들어가서 해마에서 신경 생성을 촉진시키는 작용을 할 수 있다는 것을 확인하였다.

 다음으로는 피부세포에서 BDNF의 합성을 증가시키는 물질을 발견하기 위해서, 한국식품연구원과 공동 연구를 진행하였다. 우리나라 사람들이 많이 먹고 있는 식품 133종의 추출물을 한국식품연구원에서 전달받은 후, 피부세포를 배양하고 식품 추출물들을 피부세포에 처리하였다. 그 결과 피부세포에서 BDNF의 발현을 증가시기는 물질을 나수 확보하였는데, 그중에 토마토와 레몬 추출물이 가장 효과가 좋았다. 또한 토마토와 레몬 추출물을 동시에 처리하면 각각을 따로 처리했을 때 보다, BDNF를 증가시키는 효과가 매우 상승됨을 확인하였다.

 토마토와 레몬 추출물이 해마에서 신경 생성을 증가시킨다.

 효과가 좋았던 토마토와 레몬 추출물을 노화된 생쥐에 8주간 동시에 복용시켰더니, 복용시키지 않은 대조군 생쥐에 비해서, 생쥐의 기억력이 유의하게 좋아짐을 확인하였다. 생쥐의 해마를 관찰해보니 신경섬유가 유의하게 새롭게 증가하였으며, 신경을 연결하는 시냅스 형성도 토마토와 레몬 추출물을 복용한 생쥐에서 유의하게 증가된 것도 확인하였다. 또한 해마에서 BDNF의 양이 토마토와 레몬 추출물을 복용한 생쥐에서 유의하게 증가됨도 확인하였다. 즉, 토마토와 레몬 추출물이 피부세포에서 BDNF를 증가시키고, 피부에서 만들어진 BDNF가 혈액 내로 흘러들어가 혈중 농도가 증가되고, 결국에는 뇌 안으로 들어가 해마에서 새로운 신경 생성을 증가시키고, 그 결과 생쥐의 기억력이 좋아진다는 사실을 확인했다. 너무나 흥미로운 결과가 아닐 수 없다.

토마토와 레몬 추출물이 노인의 인지기능을 개선시킨다.

생쥐에서 토마토와 레몬 추출물의 좋은 효과를 확인한 후에 사람에서도 동일한 효과가 있을지 연구하였다. 서울대학교병원 신경과 교수에게 의뢰하여 150명의 경도 인지장애가 있는 사람을 모집하여, 75명은 토마토와 레몬 추출물을 복용하게 하고, 75명은 대조군으로 위약을 복용하게 하였다. 16주 후에 토마토와 레몬 추출물을 복용한 자원자 군에서, 대조군에 비하여, 인지기능 검사(ADAS-Cog 검사) 결과가 유의하게 좋아졌으며, 혈액 내의 BDNF 농도도 유의하게 증가함을 관찰하였다. 즉, 생쥐에서 관찰한 결과와 동일하게, 경도 인지기능 장애가 있는 환자에서도 토마토와 레몬 추출물이 효과적으로 BDNF 농도를 증가시켜 인지기능을 호전시키는 효과를 확인한 것이다. 정말 놀랍고 나이가 많은 어르신들과 그 가족들을 기쁘게 하는 연구 결과라 할 수 있다. 피부를 통해서 머리를 좋게 하는 새로운 방법이다. 현재 저자는 이 물질들의 인지기능을 개선시키는 새로운 효능물질로 식약처로부터 개별인증을 받기 위한 실험을 준비 중이다.

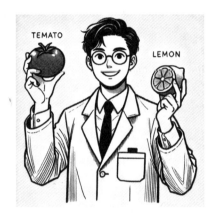

토마토와 레몬 추출물이 인지기능을 개선시킨다.

바르면 머리가 좋아지는 보습제

생쥐를 이용한 실험에 이어, 사람을 대상으로 자원자가 참가한 임상 연구에서도 토마토와 레몬 추출물이 혈중 BDNF를 증가시켜 인지 기능을 좋게 한다는 사실은 매우 흥미로운 결과가 아닐 수 없다.

다음으로 복용하지 않고, 피부에 토마토와 레몬 추출물을 발라도 인지 기능이 좋아질 수 있을지 궁금하여 실험을 진행하였다. 토마토와 레몬 추출물을 피부에 발라주면, 피부세포에 직접 도달하여 피부세포에서 BDNF의 발현을 증가시킬 수 있다. 그 결과 노화된 생쥐에 토마토와 레몬 추출물을 바르는 경우에도 복용한 경우와 동일한 결과를 관찰하였다. 즉, 발라준 토마토와 레몬 추출물이 피부세포에서 BDNF의 생산을 증가시키고, 피부에서 만들어진 BDNF는 혈액을 통해 뇌에 작용하여, 해마에서의 신경 생성을 촉진하고, 그 결과 인지기능을 좋게 만들었다.

이 결과를 활용하여 향후에 바르면 머리가 좋아지는 보습제를 만들 예정이다. 흥미롭지 않은가? 보습제를 바르면 뇌에서 신경이 많이 만들어지고, 기억력과 인지기능이 좋아진다니 지금까지 없었던 획기적인 제품이라고 할 수 있다. 피부도 좋아지고, 머리도 좋아지는 보습제를 기대해도 좋다.

2장. 피부노화는 뇌 기능을 나쁘게 만든다.

피부유래
옥시토신(oxytocin)이
머리를 좋게 한다.

옥시토신은 사랑을 하게 하는 호르몬이며, 기억력을 좋게 한다.

옥시토신은 뇌하수체에서 만들어지는 신경전달물질이다. 옥시토신은 분만 후에 엄마 젖이 잘 나오게 근육을 수축시키고, 아기를 분만할 때 자궁을 수축시키는 작용을 한다는 것은 잘 알려져 있다. 그 외에도 옥시토신이 사회성을 증가시키고, 인간관계를 좋게하고, 엄마와 아이가 서로 사랑하고 의지하게 만드는 사람의 마음을 움직이는 호르몬으로 잘 알려져 있다. 더불어 해마에서 신경생성을 증가시켜 인지기능을 좋게 하는 기능도 잘 알려져 있다. 옥시토신은 뇌, 특히 뇌하수체에서 합성되어 분비되지만, 피부에서도 옥시토신이 만들어진다. 뇌 신경세포가 만드는 여러 물질을 피부세포가 만들고 있다고 앞에서 설명하였다. 피부에서 만들어진 옥시토신은 혈액 내로 흘러 들어가 혈액 내 옥시토신의 농도를 올리게 된다.

노화되면 혈액 내 옥시토신 농도가 감소된다.

노화가 될수록, 옥시토신의 합성이 감소되며, 혈중 옥시토신 농도가 점점 감소한다. 그 결과 사회성도 감소하고, 인간관계를 유지하는 능력도 감소하며, 기억력도 나빠지고, 인지기능이 감소하게 된다. 만약 노화되어 감소하는 혈중 옥시토신 농도를 다시 증가시키면 사회성도 좋아지고, 기억력도 좋아지고, 인지기능도 좋아질까? 노화된 생쥐를 이용하여 저자의 연구실에서 이 궁금증을 해결하였다.

옥시토신이 노화된 생쥐의 기억력을 좋게한다.

저자의 실험실에서 연구한 결과를 설명하겠다. 앞서 설명한 BDNF 연구와 마찬가지로, 옥시토신을 구입하여, 노화된 생쥐의 복강 내에 주사하였을 경우에 노화된 생쥐의 해마에서 신경 생성

2장. 피부노화는 뇌 기능을 나쁘게 만든다.

이 증가하며, 생쥐의 인지기능이 좋아지는 것을 확인할 수 있었다. 즉, 뇌 밖에서 증가된 옥시토신이 뇌로 들어가 좋은 역할을 할 수 있다는 것을 의미한다. 이 결과를 보면 피부에서 옥시토신을 많이 만들게 할 수 있다면, 피부에서 많이 만들어진 옥시토신이 혈액 내에 모이고, 뇌로 들어가 뇌에 좋은 작용을 할 수 있을 것이다.

통밀 추출물이 옥시토신을 증가시켜 노화된 생쥐의 인지기능을 좋게 한다.

다음으로는 피부세포에서 옥시토신의 합성을 증가시키는 물질을 발견하기 위해서, 앞서 언급한 한국식품연구원에서 준비한 식품 133종의 추출물을 각각 배양한 피부세포에 처리하였다. 그 결과 통밀 추출물이 피부세포에서 옥시토신을 유의하게 증가시킨다는 사실을 발견하였다.

통밀 추출물을 노화된 생쥐에 13주간 복용시켰더니, 대조군에 비해서, 생쥐의 기억력이 유의하게 좋아짐을 생쥐의 행동 실험을 통해 확인하였다. 또한 생쥐 피부에서 옥시토신 합성이 통밀 추출물을 복용시킨 군에서 유의하게 증가하는 것도 확인하였다. 즉, 통밀 추출물을 노화된 생쥐에 먹였더니, 생쥐 피부세포에서 옥시토신 합성을 증가시키고, 피부에서 만들어진 옥시토신이 혈액을 통해 뇌에 들어가 노화된 생쥐의 기억력을 좋게 한다는 사실을 확인한 것이다. 추가 실험이 필요하지만, 행동 실험에서 생쥐의 사회성도 좋아지는 경향을 보였다. 너무나 흥미로운 결과가 아닐 수 없다. 피부에서 옥시토신 합성을 증가시키면 머리도 좋아지고, 사회성도 좋아진다니 사람들에게 도움을 줄 수 있는 결과라 할 수 있다. 생쥐에서 관찰한 현상이 사람에서도 일어날지 궁금하다. 빠른 시일 내에 자원자를 모집하여 임상 연구를 해볼 생각이다.

2장. 피부노화는 뇌 기능을 나쁘게 만든다.

피하지방을 지키자;
피하지방과 아디포넥틴

1

자외선이
피하지방을
감소시킨다.

피하지방은 피부의 일부분이다.

피부는 위로부터 표피, 진피, 피하지방으로 구성되어 있다. 피하지방은 피부의 일부분이다. 많이 먹고 운동을 하지 않으면 남아도는 칼로리는 지방의 형태로 피하지방에 주로 쌓이게 된다. 남아도는 칼로리가 많으면 지방이 많이 만들어질 것이다. 그러면 피하지방이 점점 두꺼워지며, 피부의 두께도 점점 두꺼워진다. 비만한 사람의 피부가 두꺼운 이유이다. 남아도는 칼로리는 피하지방 뿐만 아니라 내장지방의 형태로도 우리 몸에 쌓이게 된다. 그러면 복강 내에 지방이 많이 축적되어 배가 많이 나오고, 간에도 지방이 쌓여

지방간이 된다. 근육 사이에도 지방이 축적되기도 하는데, 이는 마치 마블링이 좋은 소고기의 모습과 동일하다고 할 수 있다. 남아도는 칼로리는 이처럼 우리 몸에 지방으로 축적되는데, 우리 몸에 존재하는 지방의 85% 정도가 피하지방으로 축적된다.

피하지방은 좋은 지방이고, 내장지방은 나쁜 지방이다.

최근에 연구된 결과에 따르면 피하지방은 인슐린에 민감하고, 남아도는 칼로리를 저장하여 내부 장기에 지방이 쌓이는 것을 예방하기 때문에 피하지방은 오히려 건강을 보호하는 역할을 하고 있다. 피하지방에 남아도는 칼로리가 지방 형태로 잘 축적되어야, 내장지방이 쌓이지 않고, 당뇨, 동맥경화와 같은 성인병이 적어진다. 반면에 내장지방은 인슐린에 잘 반응하지 않고, 장기의 기능을 손상시키기 때문에 내장지방이 많으면 당뇨, 동맥경화와 같은 대사성 질환의 위험성이 증가한다. 즉, 피하지방은 좋은 역할을, 내장지방은 나쁜 역할을 한다고 할 수 있다.

피하지방 흡입 시술로 피하지방을 제거하면 안 된다.

날씬해지기 위해 피하지방을 흡입하여 제거하는 피하지방 흡입

술을 받은 경우가 있다. 이 시술은 남아도는 칼로리를 지방의 형태로 저장하여, 건강에 좋은 역할을 하는 피하지방세포를 제거하는 것이다. 현재 축적되어 있는 피하지방을 제거하기 때문에 일시적으로는 체중이 감소하고, 날씬해 보일 수 있을 것이다. 그러나 지방흡입 시술을 받은 후에는, 음식조절을 잘 하지 못하여 남아도는 칼로리가 생길 경우에 이제는 남아도는 칼로리가 피하지방에 저장되지 못하고 내장지방으로 저장될 수밖에 없을 것이다. 그러면 건강에 심각한 악영향을 미칠 수 있다. 따라서 피하지방 흡입 시술로 체중을 감소시키고, 일시적으로 날씬해지는 것은 건강을 해칠 수도 있다는 사실을 꼭 이해하셔야 한다.

나이가 들면 피부에 있는 피하지방의 양이 감소한다.

나이가 들수록 얼굴의 볼륨이 줄어드는 것을 볼 수 있다. 오드리 헵번의 얼굴을 보자. 20대의 젊은 얼굴에 비하여 60대의 얼굴 사진을 보면 젊을 때와 비교하여 얼굴의 볼륨이 감소한 것을 볼 수 있다. 이것은 얼굴의 피하지방이 나이가 들면서 감소했기 때문이다. 왜 나이가 들면 얼굴의 피하지방이 줄어들어 얼굴의 볼륨이 줄어들까? 얼굴은 항상 햇볕에 노출되고 있는 부위이다. 저자는 "혹시 햇볕 속에 포함된 자외선이 얼굴 피부의 피하지방을 줄이는 것이 아닐까?"하는 궁금증이 생겼고, 연구를 통해 정말로 자외선이 피하지방을 감소시키는지 밝혀보았다.

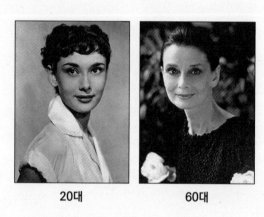

20대   60대

60대 얼굴은 20대 얼굴에 비해 볼륨이 줄어든다.

자외선이 피하지방을 감소시킨다.

저자는 자외선이 피하지방층에서의 지질 합성을 억제한다는 사실을 증명하였다. 젊은 자원자의 엉덩이 피부에 자외선(우리나라 여름철 한낮에 한 시간 정도 햇볕을 쬐면 받는 자외선량)을 쪼였다. 자외선을 쪼인 후 1일, 2일, 3일 후에 자외선을 쪼인 자원자의 엉덩이 피부 조직을 조직검사하였다. 그리고 표피와 진피를 제거하고 피하지방만을 얻어 지질 합성 정도를 측정해 보았더니 자외선을 조사한 피부의 피하지방에서의 지질 양이, 자외선을 조사하지 않은 정상 피부의 피하지방에 비하여, 약 50% 정도 감소됨을 관찰하였다. 즉, 사람의 피부에 자외선을 쪼여주면 피하지방세포에서의 지질 합성을 억제한다는 것을 발견하였다. 자외선을 엉덩이 피부에 한번 조사했는데, 그 밑에 위치한 피하지방에서의 지질 합성이 50% 정도 감소한다는 것은 놀라운 발견이 아닐 수 없다.

그 다음 연구는 노인 자원자의 피부를 이용하였다. 70세 이상의 노인 자원자의 바깥 팔과 엉덩이 피부에서 피하지방층을 얻어서 지질 양을 측정하였다. 노인의 엉덩이에 비하여 바깥쪽 팔의 피하지방층에서 지질의 양이 40% 정도 감소하였다. 엉덩이는 자외선을 볼 일이 없는 피부이며, 노인의 바깥쪽 팔은 70년 동안 매일 조금씩 자외선을 만성적으로 받은 피부라고 할 수 있다. 즉, 오랜 세월 동안 자외선을 받은 피부의 피하지방에서는 지질 합성이 만성적으로 감소되고, 그 결과 지방층의 두께와 양이 감소하는 것이다. 다시 말해 노출 부위의 피부에서는 자외선에 의해서 피하지방세포에서의 지방 합성 능력이 감소되었다는 것을 의미한다. 앞서 오드리 햅번의 얼굴 볼륨이 감소하는 이유는 얼굴이 항상 자외선을 받고 있기 때문에 피하지방층에서의 지질 합성이 감소하게 되고,

결과적으로 피하지방층의 두께가 얇아져서 얼굴의 볼륨이 감소하게 되는 것이다.

자외선이 어떻게 피하지방에서의 지질 합성을 억제할까?

자외선은 피부를 깊게 뚫고 침투하지 못한다. 자외선은 표피를 지나 진피의 상부까지는 침투하지만 그 이상 깊게 들어가지 못한다. 피하지방은 진피를 지나 피부 깊숙이 위치해 있는데 어떻게 자외선이 피하지방 합성을 억제할 수 있을까? 자외선을 받은 표피와 상부 진피에 있는 세포들이 자외선에 의해서 여러 가지 염증을 유발하는 물질들을 생산하게 된다. 이들 물질이 피부 속으로 흘러 들어가 자외선을 받은 피부 아래쪽에 위치하는 피하지방층에 도달하게 되며, 이들 물질들이 지방세포로부터 지질 합성을 억제한다는 사실을 발견하였다.

자외선이 피하지방을 감소시키면 건강에 나쁜 영향을 미친다.

자외선이 얼굴 피부의 피하지방층의 두께를 감소시켜, 얼굴의 볼륨감을 줄이고 늙게 보이게 만든다. 자외선이 얼굴 볼륨을 줄여 미용적으로 좋지 않은 결과를 초래하는 것이다. 따라서 항상 볼륨

3장. 피하지방을 지키자; 피하지방과 아디포넥틴

감이 있고, 탄력있는 얼굴을 유지하고 싶다면 자외선을 철저히 피하여야 한다.

앞서 지방흡입술에 의해서 피하지방세포를 제거하는 경우 우리 건강에 좋지 않다고 설명하였다. 마찬가지로 자외선에 의해서 피하지방세포에서 지방 합성 능력이 감소되는 경우에도 우리 건강에 좋지 않은 영향을 미치게 된다. 남아도는 칼로리는 피하지방층에 지방의 형태로 축적되어야 하는데, 자외선에 의해 피하지방세포가 지방을 잘 합성을 못하게 되면, 피하지방에 충분한 지방이 축적되지 못하고, 할 수 없이 내장지방으로 축적할 수밖에 없게 된다. 그 결과 당뇨나 동맥경화와 같은 대사성 질환이 증가하게 된다. 따라서,자외선을 차단하는 것이 단순히 피부미용 문제만을 예방하는 것이 아니며, 대사성 질환까지 예방할 수 있는 우리가 건강하게 사는 현명한 방법이라는 사실을 명심하자.

자외선이 피하지방에서의 아디포넥틴 합성을 억제한다.

아디포넥틴은 건강 유지에 중요한 물질이다.

지방세포는 단순히 지방을 저장하는 세포가 아니다. 여러 가지 인체에 중요한 역할을 하는 물질들을 생산하여 인체를 건강하게 유지하고 있다. 지방세포가 만드는 물질 중에 중요한 물질이 아디포넥틴(adiponectin)이다.

아디포넥틴은 지방세포가 만드는 물질로, 우리 몸에 매우 유익한 작용을 하는 물질이다. 244개의 아미노산으로 구성된 상당히 큰 단백질이며, 지방세포가 많이 만들고 있다. 지방세포가 만들어 세포 밖으로 내보내면, 혈액으로 흘러 들어간다. 아디포넥틴은 혈액 내에 상당히 많은 양이 존재하고 있다. 사람 혈액 내에 존재하

3장. 피하지방을 지키자: 피하지방과 아디포넥틴

는 총 단백질의 0.01%를 아디포넥틴 단백질이 차지할 정도로 풍부하게 만들어지고 있다. 그만큼 우리 몸 건강에 필요한 작용을 많이 하고 있다는 것을 의미한다고 할 수 있다.

자외선을 받으면 아디포넥틴 생성이 감소한다.

저자의 실험실에서, 노인 자원자의 햇볕에 항상 노출되는 바깥쪽 팔피부의 피하지방에서의 아디포넥틴 발현이, 햇볕을 보지 않는 엉덩이 피부의 피하지방에 비하여 감소되어 있음을 확인하였다. 이 결과는 오랜 세월동안 만성적으로 자외선을 받고 있는 노출부위 피부의 피하지방세포에서의 아디포넥틴 생성이 감소한다는 것으로 자외선이 아디포넥틴의 생성을 억제한다는 사실을 발견한 것이다.

자외선의 영향을 직접적으로 확인하기 위한 실험을 진행하였다. 젊은 자원자의 엉덩이 피부에 자외선을 한번 쪼인 후에 자외선이 피하지방에서의 아디포넥틴 생성에 어떤 영향을 미치는지 확인하였다. 그 결과 자외선을 한번 엉덩이 피부에 조사하여도 그 밑에 존재하는 피하지방세포에서의 아디포넥틴 생성이 억제된다는 것을 관찰하였다. 즉, 자외선을 급성으로 받거나, 만성적으로 조금씩 오랜 세월 동안 받으면 피하지방세포에서 아디포넥틴의 합성이 감소된다는 사실이다.

자연노화된 피하지방세포에서의 아디포넥틴 생성이 감소한다.

자외선과 별개로 자연적인 피부노화에 따른 피하지방세포에서의 아디포넥틴 생성 변화를 관찰해 보았다. 자외선을 전혀 받지 않는 젊은 사람의 엉덩이 피부와 노인의 엉덩이 피부를 비교해 보면, 노인의 엉덩이 피부에서 피하지방에서의 아디포넥틴 양이 많이 감소되어 있었다. 즉, 나이가 들면 피부가 노화되는데, 노화 현상에 의해서 아디포넥틴을 만드는 공장인 피하지방층이 얇아지고, 지방세포가 아디포넥틴을 만드는 능력이 떨어져서 아디포넥틴 생성이 감소된다. 노화된 피부에서 아디포넥틴 생산이 감소되고, 그 결과 인체의 정상기능 유지에 문제가 생기고 각종 질환이 생기게 되는 것이다.

아디포넥틴 부족이 피부질환과 뇌 질환의 원인이다.

아디포넥틴이 부족하면 여러 가지 피부질환의 원인이 된다. 아디포넥틴 부족이 건선, 피부경화증, 민감성피부, 켈로이드, 주사피부염, 남성형탈모증, 피부노화의 원인이다. 피부 뿐만아니라 뇌기능에도 영향을 미쳐, 아디포넥틴의 부족이 우울증이나 기억력 감퇴, 인지기능 장애를 유발한다고 알려져 있다. 눈에서는 아디포넥틴이 부족하면 안구건조증, 결막염을 유발한다. 또한 아디포넥틴이 부족하면 당뇨, 비만이 심해지는 것으로 알려져 있다. 아디포넥틴이 피부질환에서 어떠한 역할을 하는지 저자의 연구실에서 연구한 결과들을 설명하고자 한다.

3

아디포넥틴 결핍이
민감성 피부의
원인이다.

민감성 피부란 어떤 질환인가요?

민감성 피부(Sensitive skin)는 화장품을 바르거나, 자외선을 받거나, 온도와 같은 환경이 변화할 때 피부가 따끔거리거나 민감하게 반응하는 경우를 말한다. 정상 피부를 가지고 있는 사람에서는 별 문제를 유발하지 않는 약한 자극이지만, 민감성 피부에서는 불편한 피부 증상을 느끼게 된다. 대부분의 민감성 피부에서는, 피부 발진은 생기지 않지만, 따갑거나, 화끈거리거나, 열감이 있거나, 가렵거나 하는 불편한 느낌을 느끼게 된다. 그러나 민감성 피부 증상이 심한 사람에서는 얼굴에 홍반이 생기고, 뾰두라지와 같은 피부 발진이 생기기도 한다. 정상인의 경우에는 아무런 불편을 초래하지 않을 경미한 외부자극에 민감성 피부를 가지고 있는 사람의 경우에는 불편감을 느끼게 된다.

민감성 피부는 아디포넥틴 부족이 원인이다.

민감성 피부는 매우 흔한 질환이다. 전 인류의 50% 정도가 민감성 피부를 가지고 있다고 보고되고 있을 정도로 흔한 질환이다. 그러나 이렇게 흔한 민감성 피부의 원인은 저자의 실험실에서 연구를 통해서 아디포넥틴의 부족이 그 원인임을 밝히기 전까지는 그 원인이 분명하지 않았다.

민감성 피부를 진단하는 방법은 10% 젖산으로 피부를 자극한 후에 따끔거리는 통증을 비롯한 피부 반응이 생기는지를 10분간 관찰하여 진단할 수 있다. 정상인에서는 아무런 반응이 나오지 않으나, 민감성 피부를 가진 환자에서는 따끔거림, 화끈거림, 열감, 가려움증 등의 자각증상이 나타난다. 10분 동안 이런 증상이 나타나면 민감성 피부로 진단한다.

저자는 정상 피부의 자원자와 민감성 피부로 고생하는 자원자의 얼굴 및 엉덩이 피부조직을 얻어 연구를 진행하였다. 연구 결과, 정상 피부에 비하여, 민감성 피부에서는 아디포넥틴의 양이 유의하게 감소되어 있음을 발견하였다. 아디포넥틴의 부족은 두 가지 경로를 통해서 피부를 민감하게 만들고 있다는 사실을 규명하였다.

첫 번째는, 아디포넥틴이 부족하면 탄수화물과 지질대사에 이상을 초래하여 ATP가 적게 만들어진다는 것을 발견하였다. 적게 생성된 ATP에 의해 피부에 존재하는 근육의 수축과 이완에 문제가 생겨 피부에 존재하는 근육이 계속 수축 상태를 유지하게 되고, 그 결과 오래 수축하고 있는 근육에서 유래한 통증이 민감성 피부 증상을 유발한다는 것을 규명하였다.

두 번째로는, 아디포넥틴의 부족으로 인해 피부의 산도가 비정상적으로 낮아진다는 것을 발견하였다. 피부의 산도가 비정상적으로 산성이 되면, 신경을 자극하기 시작한다. 신경을 활성화시키는 이온채널을 낮은 산도가 활성화하여 따끔거림과 같은 증상을 유발하게 되고, 그 결과, 피부가 민감해진다는 사실을 규명하였다. 그러면, 부족한 아디포넥틴을 보충해주면 민감성피부가 호전될까? 이런 생각이 들어 연구를 지속하였다.

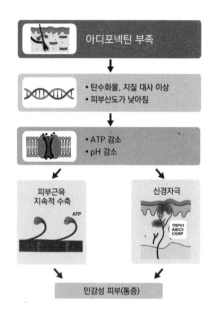

민감성 피부는 아디포넥틴 부족이 원인이다.

아디포넥틴 수용체 길항제를 개발하다.

아디포넥틴이 부족해서 민감성 피부가 생긴다면, 부족한 아디포넥틴을 보충해주면 민감성 피부를 호전시킬 수 있을 것이다. 그러나 현실적으로 아디포넥틴 단백질을 만들어서 피부에 발라주거나, 먹는 약으로 사용하는 것은 거의 불가능한 일이다. 아디포넥틴은 크기가 매우 큰 단백질이기 때문에, 바르거나 먹는 약으로 개발이 쉽지 않기 때문이다.

부족한 아디포넥틴을 보충해줄 수 있는 다른 방법을 찾고자, 저자의 실험실에서 아디포넥틴의 수용체와 결합할 수 있는 길항제를 개발하였다. 길항제(agonist)라는 것은 수용체(receptor)와 결합하여 수용체를 자극하여 효과를 발휘하는 물질을 말한다. 아디포넥틴 수용체 길항제는 아디포넥틴 단백질처럼 수용체와 결합하여 아디포넥틴 단백질의 역할을 대신할 수 있는 물질인 것이다. 아디포넥틴은 매우 큰 단백질로서 합성하기도 너무 어렵고, 약으로 사용하기도 어렵다. 그러나 비교적 쉽게 합성할 수 있는 길항제 물질을 사용하여 아디포넥틴 수용체를 활성화시킬 수 있다면 아디포넥틴이 부족한 상태를 호전시킬 수 있는 것이다.

저자가 개발한 물질은 5개의 아미노산으로 구성된 펩타이드로 아디포넥틴 수용체와 아주 특이적으로 결합하여, 수용체를 효과적으로 활성화시킬 수 있으며, 수용체와 결합 후 아디포넥틴 단백질과 동일한 작용을 하는 물질이다. 현재 물질 개발을 완료하고 국내외 특허를 등록하였다. 민감성 피부 치료제나 민감성 피부를 위한 화장품의 원료로 활용할 예정이다.

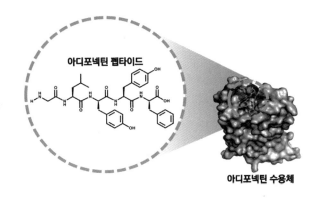

아디포넥틴 펩타이드

아디포넥틴 수용체

5개의 아미노산으로 구성된 아디포텍틴 수용체 길항제

아디포넥틴 펩타이드를 발라주면 민감성 피부가 호전된다.

저자가 개발한 아디포넥틴 펩타이드를 민감성 피부로 고생하고 있는 사람 피부에 발라주면 민감성 피부가 호전될까? 라는 궁금증을 해소하기 위해서 다음과 같은 임상 연구를 시행하였다. 10% 젖산검사로 민감성 피부를 가지고 있는 자원자 54명을 모집하였다. 이중 27명에게는 아디포넥틴 펩타이드를 얼굴에 2달간 바르도록 하였다. 나머지 27명에게는 아디포넥틴 펩타이드가 들어가 있지 않는 플라세보(placebo) 제품을 2달간 바르도록 하였다. 그 결과,

2달 후에 아디포넥틴 펩타이드를 바른 사람 중에 48.1%가 더 이상 10% 젖산검사에 의해 피부가 민감한 반응을 보이지 않았다. 반면 플라세보를 바른 사람들에서는 오직 14.8% 만이 호전되는 결과를 보여, 아디포넥틴 펩타이드가 효과적으로 민감성 피부를 호전시킴을 증명하였다. 현재 이 연구 결과를 활용하여 민감성 피부에 아주 효과가 좋은 민감성 피부 개선 화장품을 개발하는 중이다.

민감성 피부의 원인을 찾아 치료 방법을 개발하다.

대학에서 연구를 진행하는 목적은 환자들이 앓고 있는 질환의 원인을 밝히고, 밝힌 원인을 타겟으로 새로운 치료법을 개발하여, 환자들을 질환의 고통에서 해방시켜 주는 데 있다. 저자는 오랜 연구를 통해서 민감성 피부의 원인을 세계 처음으로 규명하였다. 민감성 피부의 원인이 아디포넥틴이 부족한 것이라는 사실을 발견하였다. 아디포넥틴의 감소가 어떻게 따끔거리는 통증을 유발하여 피부를 민감하게 만드는지도 이해하게 되었다. 부족한 아디포넥틴을 보충해줄 수 있는 아디포넥틴 펩타이드를 개발하였으며, 임상 연구를 통해 그 치료 효과를 확인하였다. 곧 민감성 피부를 호전시킬 수 있는 제품이 나올 예정이다. 연구한 보람을 크게 느끼고 있다.

아디포넥틴의 결핍이
주사피부염을
유발한다.

주사피부염은 어떤 질환인가?

주사피부염(rosacea)이라고 아시나요? 주사피부염은 중년 여성에 많이 발생하는 주로 얼굴을 침범하는 피부염이다. 홍반, 모세혈관확장, 뾰두라지가 생기며, 심하면 고름이 잡히는 농포도 생기는 피부질환이다. 백인에 매우 흔한 질환이며, 한국 여성에서도 비교적 흔한 질환이다.

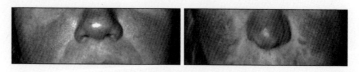

주사피부염은 중년 여성 얼굴에 호발한다.

주사피부염은 앞서 84쪽에서 설명한 민감성 피부의 한 형태로 생각하는 경향이나, 아직까지 주사피부염의 원인이 확실하게 밝혀져 있지 않다. 자외선을 많이 보면 주사피부염이 발생하거나, 주사피부염의 증상이 악화되기 때문에 자외선 노출을 주사피부염의 중요한 원인으로 생각하고 있다. 그러나 자외선이 어떻게 주사피부염을 유발하는지에 대해서는 밝혀진 바가 거의 없는 실정이다.

아디포넥틴 부족이 주사피부염의 원인이다.

주사피부염은 비만, 당뇨 등 대사질환을 앓고 있는 환자에서 더 잘 생기는 경향이 있고, 비만, 당뇨 등의 대사질환에서는 아디포넥틴이 부족해져 있다는 사실이 잘 알려져 있다. 두 가지 사실을 연결하면, 혹시 아디포넥틴 부족이 주사피부염을 유발하는 것이 아닐까 생각할 수 있다. 또한 주사피부염이 앞에서 설명한 민감성 피

3장. 피하지방을 지키자; 피하지방과 아디포넥틴

부의 한 형태로 생각되고 있고, 아디포넥틴의 부족이 민감성 피부의 원인이기 때문에, 아디포넥틴 부족이 주사피부염의 원인일 수도 있겠다고 의심을 할 수 있다. 저자는 민감성 피부의 한 형태이면서, 대사질환을 앓고 있으면 그 빈도가 증가하는 주사피부염이 정말로 아디포넥틴의 부족 때문에 생기는지를 확인하는 연구를 수행하였다. 그 결과 주사피부염이 정말로 아디포넥틴의 부족 때문에 생기다는 것을 증명하였다.

연구 결과를 요약하면, 주사피부염 환자의 얼굴 피부와 주사피부염이 없는 정상인의 얼굴 피부를 비교해 보니, 주사피부염 환자의 정상피부에서 아디포넥틴의 양이 유의한 수준으로 감소되어 있다는 사실을 확인하였다. 즉, 주사피부염 환자들은, 주사피부염이 없는 정상 사람에 비하여, 기본적으로 피부에서 아디포넥틴이 부족한 상태인 것이다. 그러기 때문에 주사피부염에 걸릴 확률이 높은 상태이다. 또한, 주사피부염 환자 얼굴의 병변부와 병변부 주위의 정상피부를 비교해보니, 병변부의 피부에서 아디포넥틴의 양이 더 감소되어 있는 것을 확인하였다. 즉, 주사피부염이 발생하면 그 양이 더 심각하게 감소한다는 사실을 확인한 것이다. 아디포넥틴 결핍이 주사피부염을 악화시킨다는 것을 환자 피부에서 증명한 것이다.

아디포넥틴 펩타이드가 주사피부염을 호전시킨다.

그러면 앞에서 언급한 저자가 개발한 아디포넥틴 펩타이드가 주사피부염을 호전시킬 수 있을까? 이를 확인하기 위해서 생쥐를 이용하여 실험을 진행하였다. 생쥐에 주사피부염을 유발한 후에 아디포넥틴 수용체 길항제인 아디포넥틴 펩타이드를 도포하였다. 그 결과 아디포넥틴 펩타이드를 도포하면 주사피부염이 호전되는 것을 확인하였다. 이상의 결과로 주사피부염의 원인은 아디포넥틴 의 부족이며, 이를 보충해주면 주사피부염이 호전됨을 증명하였다.

주사피부염의 원인을 찾아 새로운 치료법을 개발하다.

주사피부염 환자에서 아디포넥틴이 감소되어 있으며, 아디포넥 틴의 결핍이 주사피부염 발생 원인이라는 사실을 규명하였다. 원 인을 찾았으면, 원인을 해결해 주면 질환을 치료할 수 있다. 저자 가 개발한 아디포넥틴 펩타이드가 주사피부염 치료에 효과적임을 확인하였으며, 이 결과를 바탕으로 아디포넥틴 펩타이드를 주사피 부염 치료제로 제품화하기 위한 연구를 진행 중이다.

5

아디포텍틴이
모발 성장을
촉진한다.

모낭은 피하지방층에 위치하고,
아디포넥틴이 모발 성장을 촉진한다.

머리카락을 만드는 뿌리에 해당하는 모낭은 피부 속 피하지방
층에 존재한다. 즉, 모낭은 지방세포로 둘러싸여 있는 것이다. 모
낭의 주위에 지방세포가 많으며, 지방세포가 여러 가지 물질들을
분비하고 있다면, 모낭과 모발 성장에 주위 지방세포가 많은 영향
을 줄 수 있지 않을까?라는 궁금증이 생겼다. 실제로 서울대학교병
원 피부과 실험실에서는 연구를 통해, 지방세포가 내는 아디포넥틴
이 모낭을 자극하여 모발 성장을 촉진한다는 사실을 규명하였다.

모낭을 구성하는 세포들은 아디포넥틴과 결합하여 모낭 성장을 촉진할 수 있게 아디포넥틴 수용체를 발현하고 있다. 주위 지방세포가 만들어 분비하는 아디포넥틴이라는 물질이 모낭세포가 가지고 있는 수용체와 결합하게 되면, 모낭에서의 모발 성장을 촉진한다는 사실을 규명한 것이다.

아디포넥틴 펩타이드가 모발 성장을 유발한다.

앞서 87쪽에서 설명드린 저자가 개발한 아디포넥틴 수용체 길항제인 아디포넥틴 펩타이드가 모발성장을 촉진할 수 있을까? 만약 모낭을 자극하여 모발 성장을 촉진할 수 있다면 남성형 탈모증 및 여성형 탈모증 치료제로 개발할 수 있지 않을까?하는 궁금증이 생겼다. 그 가능성을 저자의 실험실에서 입증하였다.

아디포넥틴 펩타이드의 모발 성장촉진 효능을 알아보기 위해 사람 두피에 존재하는 모낭을 배양하는 모델을 먼저 활용하였다. 사람 두피에서 모낭을 얻어 배양한 후 아디포넥틴 펩타이드를 여러 농도로 처리하였더니, 농도 의존적으로 아디포넥틴 펩타이드가 모발 성장을 촉진함을 관찰하였다. 이 결과는 우리 실험실에서 개발한 아디포넥틴 펩타이드가 모발 성장 효과가 있다는 것을 처음으로 확인한 실험결과이다.

그 후에 생쥐 실험을 통해서 아디포넥틴 펩타이드가 성장기 모낭의 수를 증가시키는 효과가 있음을 반복 실험을 통하여 확인하였다. 생쥐의 털은 일정 주기를 가지고 성장을 하게 된다. 휴지기 상태에서는 털이 자라지 않고, 성장기에서는 털이 자라게 된다. 휴지기 상태에서 저자가 개발한 아디포넥틴 펩타이드를 발라주었더니 휴지기 모낭이 성장기 모낭으로 넘어가서 털이 많이 나기 시작하였다. 즉, 아디포넥틴 펩타이드가 성장기 모낭 수를 증가시켜 발모 효과가 있다는 것을 생쥐 실험으로 입증한 것이다. 그러나 아디포넥틴 수용체가 없는 생쥐에서는 아디포넥틴 펩타이드의 모발 성장 효과가 없었다. 이 결과를 통하여 저자가 개발한 아디포넥틴 펩타이드가 아디포넥틴 수용체와 결합하여 발모 효과를 발휘한다는 사실을 입증할 수 있었다.

새로운 발모제 탄생을 기대한다.

아디포넥틴 펩타이드가 발모제로 개발이 완료되기 위해서는 아디포넥틴 펩타이드가 독성이 없는지를 확인한 후에 탈모증 환자를 대상으로 발모 효과를 확인하는 임상 연구를 수행하여야 한다. 대머리 환자를 대상으로 이중맹검 대조군비교 임상 연구를 통하여 발모 효과를 확인하는 임상 시험을 거쳐야 한다. 독성 연구와 임상 연구에는 상당한 규모의 연구비가 필요하다. 국가연구비나 기업연구비를 조달하여 연구를 진행할 계획을 하고 있다.

저자가 개발한 아디포넥틴 펩타이드가 발모 효과가 있음을 확인하였다. 현재 시중에 나와 있는 탈모치료제는 먹는 약과 바르는 약이 있다. 먹는 약은 상당한 부작용이 있어 사용에 제한이 많은 실정이다. 바르는 약으로는 미녹시딜이라는 약이 유일하나, 이는 효과가 미비하여 환자의 만족도가 낮은 편이다. 아디포넥틴 펩타이드를 활용한 새로운 작용 기전의 바르는 발모제가 탄생하기를 기대하고 있다.

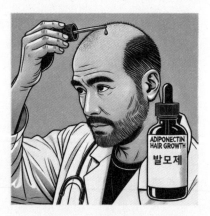

아디포넥틴 펩타이드 발모제

피부와
ABO 혈액형 당

1

피부에
"ABO 혈액형 당"이
존재한다.

ABO 혈액형을 결정하는 것은 당 성분이다.

혈액형이 어떻게 되세요? 저자인 저는 B형입니다. B형을 결정하는 것은 당 성분이다. 여러 종류의 당이 연속으로 붙어서 B형을 결정하게 된다. 적혈구의 세포막에 글루코즈, 갈락토스, N-아세틸글루코사민, 갈락토스, 푸코오스(fucose)의 5개의 당이 일렬로 붙으면 O형이 된다. B형은 O형에 갈락토스가 하나 더 붙어 총 6개의 당이 B형을 결정한다. A형은 O형에 N-아세틸갈락토사민이라는 당이 한 개 더 붙어서 총 6개의 당이 A형을 결정한다. 이처럼 O형 당이 기본이 되고, O형에 당이 하나씩 더 붙으면 B형 또는 A형이 되는 것이다. AB형인 사람은 A형과 B형 당을 모두 가지고 있는 경우이다. 결론적으로 ABO 혈액형을 결정하는 것은 "ABO 혈액형 당"이다.

적혈구 세포막에 존재하는 "ABO 혈액형 당"이 혈액형을 결정한다.

적혈구 세포막에 존재하는 혈액형 당은 수혈하는 데 매우 중요하다. 혈액형을 맞추면 서로 혈액을 주고 받을 수 있지만, 그렇지 않으면 수혈이 불가능하다. ABO 혈액형을 처음으로 발견하고, 혈액형을 맞춰서 수혈해야 한다는 사실을 처음 발견한 독일의 과학자는 노벨상을 받았다.

피부에도 "ABO 혈액형 당"이 존재하고 있다.

재미있는 사실은 적혈구 세포막에 존재하는 "ABO 혈액형 당"이 피부에도 존재한다는 사실이다. 피부에서도 제일 바깥 부위인 각질층에 상당히 많은 양의 혈액형 당이 존재하고 있다. 저자는 15년 전 피부에 ABO 혈액형 당이 많은 양이 존재한다는 사실을 처음 알게 되었다. 논문을 찾아보니 이런 사실은 옛날부터 알려져 왔지만, 왜 ABO 혈액형 당이 피부에 존재하며, 무슨 역할을 하고 있는지는 전혀 밝혀지지 않고 있었다. 저자는 ABO 혈액형 당이 피부에서 무슨 역할을 하고 있는지 지난 15년 동안 밝혀왔다.

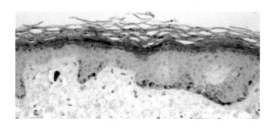

피부에 존재하는 ABO 혈액형 당

저자가 연구를 통해서 밝힌 혈액형 당이 피부에서 하는 일은 2가지이다.

첫 번째 역할은 피부장벽을 튼튼하게 하는데 중요한 역할을 하고 있다는 것과

두 번째 역할은 피부에서 염증을 조절하는 중요한 기능을 한다는 것이다. 더 자세히 설명드려 보겠다.

피부 각질층에 ABO 혈액형 당이 줄어들면 피부에 문제가 발생한다.

건강하고 젊은 정상 피부에는 ABO 혈액형 당이 많이 존재하

고 있다. 특히 피부의 가장 바깥층인 각질층과 그 아래 과립층에 ABO 혈액형 당이 상당히 풍부한 양이 존재하고 있다. 그러나 노화되거나, 자외선을 많이 받거나, 피부가 건조하거나, 아토피피부염과 같이 피부에 염증이 생기면, ABO 혈액형 당이 감소 내지 소실된다. 만일 ABO 혈액형 당이 피부를 보호하는 중요한 역할을 하고 있다면, ABO 혈액형 당의 감소 내지 소실이 피부에 큰 문제를 유발할 것이다.

저자의 실험실에서는 오랜 기간 연구를 통하여 아래와 같은 사실을 규명하였다. 첫째, 노화된 피부와 특히 햇볕을 많이 받은 노출부 피부에서 관찰되는 광노화된 피부의 각질층에서는 ABO 혈액형 당의 발현이 적어지거나 심한 경우에는 소실된다는 것을 발견하였다. 둘째, 건조한 피부에서 각질층에 정상적으로 많았던 ABO 혈액형 당이 감소 내지 소실되어 있다는 것을 관찰하였다. 셋째, 아토피피부염 환자 피부에서 ABO 혈액형 당이 감소 내지 소실된다는 것을 증명하였다. 넷째, 건선 환자의 병변부위 각질층의 ABO 혈액형 당 발현이 감소하는 것을 보고하였다.

이처럼 정상적으로 각질층에 많이 존재하고 있는 ABO 혈액형 당이 감소하거나 소실되었다는 것은 무슨 의미일까? 이 질문의 답을 알기 위해서는 혈액형 당이 피부에서 하는 일을 이해하여야 한다.

4장. 피부와 ABO 혈액형 당

ABO 혈액형 당이
피부에서 하는
역할은?

피부에서 ABO 혈액형 당은 피부장벽 기능을 유지하고,
피부염증을 억제한다.

피부에서 ABO 혈액형 당이 하는 일이 무엇일까? 피부에 ABO 혈액형 당이 존재한다는 사실은 오래전부터 알려져 왔으나 ABO 혈액형 당이 피부에서 무슨 역할을 하는지는 밝혀져 있지 않았다. 저자 연구실에서 혈액형 당이 하는 일에 대해 밝혀낸 사실은 두 가지이다.

첫 번째는 ABO 혈액형 당이 각질층에 존재하면서 피부장벽을 튼튼하게 만들어주는 역할을 한다는 사실이다. 두 번째는 ABO 혈액형 당이 피부의 염증을 억제하는 기능을 한다는 것이다. 다시 말하면 ABO 혈액형 당이 감소하거나 소실되면 첫째, 피부장벽 기능에 손상이 오게 되고 둘째, 피부에 염증이 심해진다는 의미이다.

앞서 노화된 피부와 건조한 피부에서 ABO 혈액형 당이 감소하고, 아토피피부염과 건선 환자의 피부에서 ABO 혈액형 당이 감소한다는 것이 의미하는 것은, 이런 경우 피부에서는 피부장벽의 기능이 손상되고, 피부 염증이 심해진다는 것을 의미한다. 사실 노화된 피부에서는 피부장벽의 기능이 많이 손상되어 있고, 피부에 약한 염증이 항상 존재한다. 아토피피부염 환자의 피부에서도 피부장벽이 심각하게 손상되어 있고, 피부에 염증이 심한 것은 잘 알려져 있다. 이런 현상의 원인이 ABO 혈액형 당이 소실되었기 때문이라는 것을 저자의 연구실에서 처음으로 규명한 것이다.

3.

ABO 혈액형 당이
피부장벽 기능을
좋게한다.

피부에서 ABO 혈액형 당을 증가시키면 피부장벽이 튼튼해진다.

저자는 세계 최초로 피부에서의 혈액형 당의 역할을 발견하였다. 건조한 피부와 아토피피부염의 피부에서 감소된 "ABO 혈액형 당"이 피부장벽 기능을 손상시켜, 수분이 소실되어 피부가 건조하게 하고, 피부에 염증을 유발한다는 것을 입증하였다.

이런 결과를 얻은 후에, 저자는 건조한 피부에서 감소되어 있는 ABO 혈액형 당을 증가시키면 피부장벽 기능이 개선되고, 그 결과 수분 소실이 줄어들어 피부건조가 좋아질 수 있을까?라는 가설을 세웠다. 가설을 증명하기 위해서 오랜 기간 연구를 진행하였으며, 저자의 생각이 맞다는 실험 결과를 발표하였다.

ABO 혈액형 당을 증가시키는 성분을 찾다.

ABO 혈액형 당을 증가시키는 천연식물 추출물을 찾기 위해서 세포막에 B형 당을 발현하고 있는 HaCaT이라는 세포를 배양하였다. 이 세포는 B형 당을 발현하기 때문에 혈액형 당을 조절하는 물질을 찾기에 적합한 세포이다. 배양한 HaCaT세포에 화장품 원료로 사용할 수 있는 천연식물 추출물 수백 가지 종류를 각각 처리하였다. 그 결과 B형 당의 발현을 증가시키는 천연식물 추출물을 5가지 발견하였다.

또한 혈액형 당을 구성하는 5가지의 당 성분, 글루코즈, 갈락토스, N-아세틸글루코사민, 푸코오스, N-아세틸갈락토사민을 HaCaT 세포에 처리하였을 때도 B형 당이 증가하는 것을 발견하였다.

피부에서 ABO 혈액형 당을 증가시키면 피부장벽이 회복된다.

다음 단계의 연구로 이들 5가지 천연식물 추출물과 5가지 당 성분을 포함하는 도포제를 만든 후에 피부가 심하게 건조한 자원자의 엉덩이에 도포하였다. 대조군으로 천연식물 추출물이나 당 성분을 포함하지 않는 기제성분을 도포하였다. 그 결과, 건조한 피부에 5가지 천연식물 추출물과 5가지 당 성분을 도포하면, 피부의 수분도가, 대조군에 비하여 유의하게 증가하는 것을 관찰하였다. 또한 피부장벽을 테이프로 손상시킨 피부에 천연식물 추출물과 당 성분을 도포한 경우에, 대조군에 비하여 피부장벽이 더 빨리 정상적으로 회복되는 것을 확인하였다.

피부에 도포한 천연식물 추출물과 당 성분의 효과를 확인한 후에 피부조직을 조직검사해서 정말로 천연추출물과 당 성분이, 감소하였던 "ABO 혈액형 당"의 발현을 증가시켰는지 관찰하였다. 그 결과 대조군을 도포한 군에서는 ABO 혈액형 당의 발현에 큰 변화가 없었던 반면에, 천연식물 추출물과 당 성분을 도포한 피부에서는 ABO 혈액형 당이 크게 증가한 것을 확인하였다. 이상의 결과로 피부에 ABO 혈액형 당을 증가시키는 물질을 도포하여, 혈액형 당을 증가시키면 피부장벽의 기능이 개선되어 피부의 수분도가 증가하고, 보습이 좋아지는 것을 확인한 것이다.

보습제는 반드시 ABO 혈액형 당을 증가시키는 보습제를 사용한다.

피부에는 ABO 혈액형 당이 정상적으로 많은 양이 존재한다. 저자가 세계에서 처음으로 밝힌 사실은, ABO 혈액형 당이 피부에서 하는 역할이다. 피부장벽 기능을 튼튼하게 유지하고, 피부에 염증이 생기지 않게 하는 역할을 하고 있다는 것이다. 노화된 피부, 건조한 피부, 아토피피부염 피부에서는 혈액형 당의 발현 양이 감소되는데, 감소한 혈액형 당이 노화된 피부, 건조한 피부, 아토피피부염에서의 피부장벽 기능 감소와 피부 염증의 원인인 것이다.

따라서 피부에서 감소되어 있는 "ABO 혈액형 당"을 증가시킬 수 있는 성분을 포함하고 있는 도포제는 피부장벽 기능을 회복시키고, 피부 염증을 억제해 주는 좋은 보습제라고 할 수 있다. 이들 성분이 들어있는 보습제를 구입할 수 있으니 사용해 보기를 추천드린다.

ABO 혈액형 당이
피부염증을
억제한다.

ABO 혈액형 당은 피부 염증을 억제한다.

저자의 연구실에서 지난 10년 이상의 기간 동안 ABO 혈액형 당이 피부에서 무슨 일을 하고 있는지 연구하였다. 생쥐는 정상적으로 피부에 O형 혈액형 당을 발현하고 있다. O형 혈액형 당을 발현하고 있는 정상 생쥐와 유전자 조작을 통해서 O형 혈액형 당을 발현하지 못하게 만든 생쥐를 이용하여, 두 생쥐를 비교하는 실험을 통해서 피부에서 혈액형 당이 피부염증을 억제한다는 사실을 발견하였다.

생쥐에 건선을 유발시키는 약물을 발라주면 건선과 유사한 피부 염증이 생기게 된다. 그런데 ABO 혈액형 당 발현이 없는 생쥐에서는, 정상적으로 혈액형 당을 발현하고 있는 생쥐에 비하여, 건선 염증이 생기는 정도가 훨씬 심한 것을 관찰하였다. 즉, 염증을 억제하는 ABO 혈액형 당이 소실되었기 때문에 피부 염증이 심해진 것이다.

또 다른 실험으로 생쥐에 아토피피부염을 유발시키는 알레르기 물질을 발라주었다. 그 결과 ABO 혈액형 당이 소실된 생쥐에서 아토피피부염이 훨씬 심하게 유발됨을 관찰하였다. 역시 피부에서 염증을 억제하는 ABO 혈액형 당이 없기 때문에 아토피피부염이 훨씬 심하게 유도된 것이다. 이처럼 피부에 정상적으로 많은 양이 존재하는 ABO 혈액형 당은 피부에 염증이 생기지 않도록 하는 역할을 하고 있다.

ABO 혈액형 당을 증가시키는 보습제는 피부염증을 억제한다.

피부가 노화되고 건조하면 피부에 염증이 발생한다. 피부에서 유래된 염증을 유발하는 사이토카인이 피부에서 흘러나와, 혈액 내 흘러 들어가서 혈액 내에 농도가 높아진다. 혈액 내 사이토카인이 뇌로 흘러 들어가서 뇌에 염증을 유발하고, 결과적으로 인지기능을 감소시킨다는 사실을 2장(47쪽)에서 설명하였다.

보습제를 바르면 피부장벽을 개선시키고 튼튼하게 만들어서 피부 건조를 호전시킬 수 있다. 또한, 보습제를 바르면 피부유래 사이토카인의 생성을 억제하고, 인지기능이 나빠지는 것을 예방할 수 있다고 설명드렸다. 피부와 뇌를 위해서 반드시 보습제를 바르는 것이 좋다. 보습제는 매일 매일 바르는 습관이 중요하다. 보습제를 선택할 때는 피부장벽의 주 구성 성분인 콜레스테롤, 세라마이드, 지방산과 같은 지질 성분도 중요하지만, 추가로 ABO 혈액형 당을 증가시키는 효능이 포함되어 있는 보습제가 피부 염증을 효과적으로 억제하므로 더 바람직하다고 할 수 있다. ABO 혈액형 당을 증가시키는 보습제가 나와 있으니 잘 선택해서 사용해 보시길 추천드린다.

Chapter

5

피부노화를 예방하여
나의 뇌를 지켜주는
건강한 피부를 유지하자.

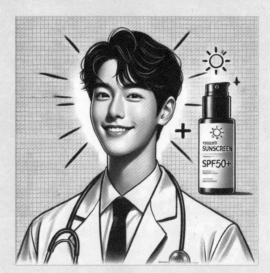

피부노화 예방으로 건강한 피부를...

1

피부가 늙어보이는 이유는
피부 속의 그럴만한
변화 때문이다.

나이가 들수록 피부가 늙어 보이는 이유가 무엇일까?

어떻게 20대는 20대 얼굴을, 50대는 50대처럼 보이는 얼굴을 가지고 있을까? 물론 나이보다 젊게 보이거나, 늙어 보이는 경우가 있지만, 대부분 얼굴을 보면 나이를 짐작할 수 있다. 나이가 들면 피부가 늙어 보이는 이유가 무엇일까? 처음 연구를 시작하면서 저자가 던진 질문이었다. 평생 이 질문에 해답을 찾기 위한 연구를 진행하였다. 연구를 통해서 알게된 정답을 먼저 말씀드리면 피부 속에 그럴만한 구조적, 기능적 변화가 생겼기 때문에 피부가 늙어 보이는 것이다. 피부를 구성하고 있는 피부 속의 여러 구성 성분들이 세월의 흐름에 따라 구조적으로 변화되고, 기능적으로 변화가 생기게 된다. 이러한 구성 성분들에 생기는 구조적, 기능적 변화가 종합적으로 작동하여, 피부를 겉에서 볼 때 늙어 보이게 만드는 것이다.

어떤 피부 구성성분이 중요한지 이해하고, 이들 주요 피부 구성성분의 노화에 따른 변화를 잘 규명한 후에, 이들 구성성분의 노화에 따른 변화를 다시 젊은 피부 수준으로 되돌릴 수 있는 방법을 개발한다면, 나이가 들어도 피부가 늙어 보이지 않게 만들 수 있을 것이다. 이에 대한 말씀을 드리고자 한다.

피부를 구성하는 성분들은 매우 다양하다.

많은 종류의 피부를 구성하는 성분들이 피부를 건강하고 튼튼하게 만들고 있다. 그러나 이들 성분이 세월에 따라 손상을 받게되고, 변성되어 제 기능을 못하게 된다. 그러면 피부는 늙게 된다.

콜라젠섬유: 피부를 구성하는 성분들은 매우 다양하다. 다양한

단백질 성분 중에서 피부에 가장 많은 양을 차지하는 성분이 콜라젠 성분이다. 콜라젠 단백질은 모여서 콜라젠섬유를 만든다. 콜라젠섬유는 마치 큰 건물의 골격인 기둥 속에 들어있는 철근의 역할을 하고 있다. 피부의 골격을 유지하고, 피부 조직을 단단하게 만들어 피부를 건강한 모습으로 유지하는 데 중요한 역할을 하고 있다.

탄력섬유: 콜라젠 성분 다음으로 양이 많고 중요한 성분이 탄력섬유이다. 탄력섬유는 여러 단백질로 구성되어 있다. 탄력섬유를 구성하는 단백질로는 엘라스틴, 휘브릴린과 같은 단백질이 있다. 탄력섬유 역시 피부를 만드는 철근과 같은 역할을 한다. 탄력섬유는 피부의 탄력을 유지하는데 중요한 역할을 하고 있다.

프로테오글리칸(proteoglycan): 피부 속에는 콜라젠섬유와 탄력섬유 외에도 수십 가지의 단백질 성분들이 피부를 구성하고 있는데, 이들 단백질들은 철근과 철근을 연결시켜 주는 역할을 하고 있다. 철근들이 서로 연결이 잘 되어있어야 건물이 튼튼한 것처럼 이들 단백질들이 콜라젠섬유와 탄력섬유를 잘 연결하여 피부의 골격을 튼튼하게 유지하고 있다. 그래야 피부가 건강하고 젊은 피부 형태를 유지할 수 있는 것이다. 콜라젠섬유와 탄력섬유를 서로 잘 연결해주는 대표적인 단백질로는 신데칸, 글리피칸, 퍼리칸, 버지칸 등과 같은 단백질 등이 있으며, 이들 단백질들을 프로테오글리칸이라고 부른다. 나이가 들고, 노화되면서 그 양과 기능이 변화하게 된다.

글리코사미노글리칸(glycosaminoglycan): 피부 속에서 위에서 설명한 단백질들 사이 사이의 빈 공간을 채우는 성분으로 당 성분들이 다양하게 존재한다. 이들을 글리코사미노글리칸이라고 한다. 대표적인 당 성분으로는 히알루론산, 콘드로이틴, 더마탄, 헤파란, 헤파린, 케라탄 등이 있으며, 이들 당들이 피부를 채우고 있다.

단백질 분해효소: 피부에는 단백질을 녹여 없애는 효소들이 많이 존재한다. 이런 효소가 필요한 이유는 잘 못 만들어진 단백질이나 손상된 단백질을 제거하기 위한 목적이다. 피부가 받는 자외선을 비롯한 외부자극들이 이들 효소들의 발현을 비정상적으로 증가시킨다. 증가된 단백질 분해효소들은 피부에 있는 정상 콜라젠섬유와 탄력섬유를 비롯한 피부 구성 단백질을 분해시키게 된다. 그러면 건물의 철근이 부식하고 약해지는 것처럼, 피부의 골격이 약해지고, 피부 구조에 문제가 생기게 된다. 그 결과 피부에 주름살이 생기기 시작하고, 피부의 탄력이 감소하는 변화가 생기며

피부는 늙어가게 된다. 이런 단백질 분해효소의 대표적인 것들이 MMP-1, MMP-2, MMP-3, MMP-9, MMP-12 등이다.

나이가 들면서 피부 속에 여러가지 변화가 발생한다.

세월이 흘러가고, 나이를 먹으면서 피부를 구성하는 성분들이 여러 자극에 의해 손상을 받아 구조적으로, 기능적으로 변성이 일어난다. 단백질의 합성도 점점 감소되거나, 어떤 경우에는 병적으로 증가하여 정상적인 피부 모양을 유지하기 어렵게 된다. 그 결과 피부는 점점 늙어 보이게 되는 것이다.

1. 콜라겐섬유의 변화: 세월이 흘러 나이가 들면 들수록 피부에서 만들어지는 콜라겐의 합성이 점점 감소한다. 햇볕에 항상 노출되어 있는 얼굴, 목, 손등의 피부에서는 콜라겐 합성이 더욱 감소한다. 그 결과 피부의 철근 역할을 하는 콜라겐섬유의 길이와 굵기가 감소되고, 콜라겐섬유의 강도도 감소된다. 콜라겐섬유가 약해지고, 부러지고, 짧아져서 피부는 힘이 없고, 탄력이 떨어지고 주름이 생기게 된다.

2. 탄력섬유의 변화: 피부의 탄력을 유지시키고, 피부를 젊게

유지하는데 정상적인 탄력섬유의 기능이 필수적이다. 그러
나 나이를 먹을수록 탄력섬유의 길이가 짧아지고, 탄력성이
소실되기 때문에 피부는 제 모습을 잃어버리기 시작한다. 특
히 자외선에 노출되는 부위의 피부에서는 탄력섬유의 변성이
훨씬 심하다, 그 결과 노출 부위의 피부는 비노출 부위의 피부
에 비하여 노화 현상이 더 빨리, 더 심하게 오게 된다.

3. 프로테오글리칸 단백질의 변화: 신데칸, 글리피칸, 퍼리칸,
버지칸 등과 같은 단백질들이 콜라젠섬유와 탄력섬유를 연
결시키고, 제 역할을 하면서 피부를 튼튼하고 젊게 유지하고
있으나, 노화 현상에 따라 점차 이들 단백질의 발현 양이 감
소하거나 기능이 변화하여 피부의 모습을 나이든 피부 형태
로 바꾸게 된다.

4. 글리코사미노글리칸 당 성분의 변화: 히알루론산, 콘드로이
틴, 더마탄, 헤파란, 헤파린, 케라탄 등 피부의 빈 공간을 채
우고 있는 당 성분들이 세월이 흘러감에 따라 발현 양이 변
화하고, 당이 연결되어 있는 길이도 짧아져서 정상적인 기능
을 못하게 된다. 그러면 피부 속에 문제가 생기고, 피부는 겉
으로 보기에 늙어 보이게 되는 것이다.

5. 단백질 분해효소인 MMP 효소의 증가: MMP 효소들은 자외선에 노출되지 않는 비노출 부위의 피부에서도 노화 현상이 생기면 증가하지만, 자외선을 항상 받고 있는 노출 부위의 피부에서는 엄청난 양으로 증가한다. 증가된 MMP 효소들은 주위의 콜라젠섬유, 탄력섬유, 그리고 여러 피부 구성 단백질을 분해하여, 이들을 손상시키고 분해해 버리게 된다. 그 결과 젊은 피부 때에 유지하고 있던 피부 속 정상 구조가 변화되고, 피부 속의 변화가 겉으로 피부를 늙어 보이게 만들게 되는 것이다.

피부 속의 변화를 다시 젊은 피부 수준으로 돌리면 피부를 젊게 만들 수 있다.

피부가 나이가 들면서 점점 늙어보이는 이유는 피부 속에 그럴 만한 변화가 생겼기 때문이다. 피부를 구성하는 성분들인 단백질, 지질, 당 성분들이 감소되거나, 변성되기 때문에 피부가 약해지고, 변형되어, 겉으로는 주름살이 생기고, 탄력이 떨어지는 등 피부가 늙어 보이게 되는 것이다. 감소되고, 변성된 피부 구성성분들을 다시 나이 들기 전의 젊은 시절의 피부 수준으로 바꿀 수 있다면 피부를 젊게 되돌릴 수 있을 것이다. 감소된 것들은 증가시키고, 증가된 것들은 감소시키고, 변성된 것들을 재생시킬 수 있는 방법이 있다면 피부를 다시 젊게 만들 수 있는 것이다.

피부 속에는 수많은 피부를 구성하는 성분이 있고, 이들 성분들이 모두 노화에 따라 변화되는데 이 중에 한 가지 성분만을 교정한다고 피부를 다시 젊게 만들 수는 없을 것이다. 예를 들어, 콜라젠 성분 하나만을 증가시킨다고 피부가 눈에 띄게 젊어지지는 못할 것이다. 가능하면 피부를 구성하는 많은 성분들을 동시에 젊은 수준으로 변화시킬 수 있어야 피부를 젊게 만드는 효과가 우수할 것이다.

저자의 연구실에서는 피부 속의 8가지 중요 구성 성분들을 각각 다시 젊은 피부 수준으로 변화시킬 수 있는 모두 8가지의 천연 식물 추출물을 연구를 통하여 개발하였다. 이 8가지의 천연식물 추출물질이 8가지의 피부 속 구성 성분들을 젊은 피부 수준으로 바꿀 수 있는 효능을 최고로 발휘할 수 있는 최적 농도를 결정하였다. 그리고 이들 8가지 성분을 조합하여 ACTI-8 이라고 명명한 효능 소재를 개발하였다. 이 효능 소재를 포함시킨 화장품을 개발하고, 이 화장품을 피부가 노화된 자원자에게 6개월간 바르게 하였더니, 피부의 주름이 20.1% 없어지는 효능을 이중맹검, 대조군 비교 임상 시험을 통하여 입증하였다. 피부 속의 8가지 구성성분을 동시에 다시 젊은 피부 수준으로 바꾸어 주기 때문에 이와 같이 좋은 항노화 효능을 보인 것이다. 당연히 콜라젠 하나를 교정해주는 화장품보다, 콜라젠을 비롯한 피부 속 8가지 성분을 동시에 젊은 피부 수준으로 바꿔주었기 때문에 항노화 효과가 우수할 수밖에 없다. 저자가 만든 이 항노화 화장품을 한번 사용해 보시기를 추천드린다.

피부 속
변화를 유발하는
피부노화의 원인은?

나이가 들면서 늙어 보이는 이유는 피부 속에 그럴만한 변화가 생겼기 때문이라고 설명하였다. 그러면 나이가 들면서 피부 속에 그런 변화를 유발하는 원인은 무엇일까? 원인을 알면 이를 피할 수 있고, 피부 속에 생기게 될 변화를 예방할 수 있을 것이다. 젊은 피부를 갖기 위해서, 이미 피부 속에 노화에 따른 변화가 생긴 것을 치료하는 것도 필요하지만, 피부를 더 이상 늙지 않게 예방하는 것이 더 현명한 방법일 것이다. 어떤 원인이 피부를 늙게 만드는지 이해하고, 그 원인을 피하도록 노력하면, 피부노화를 예방하고 건강한 피부를 유지할 수 있다.

1. 자연 피부노화의 원인, 활성산소

세월이 흐르고, 나이를 먹으면 피부는 노화된다. 자외선에 노출되지 않는 비노출 부위의 피부도 나이를 먹으면 자연적으로 노화현상이 일어난다. 그러면 피부 속에 앞서 설명한 노화관련 변화들이 발생한다. 햇볕에 의한 피부노화를 광노화라고 하고, 비노출 부위의 피부노화를 자연 피부노화라고 한다. 자연 피부노화의 원인은 무엇일까? 자연 피부노화의 가장 중요한 원인은 활성산소이다.

활성산소는 무엇인가? 우리는 한시도 산소 없이는 살 수 없다. 숨을 쉬면서 공기 중의 산소를 평생 동안 사용하고 있다. 산소는 인체가 음식물로부터 에너지를 얻는 과정에 꼭 필요하며, 인체를 구성하는 세포가 살아가는 데 꼭 필요하다. 그러나 우리가 사용하는 산소의 2~3%는 대사과정 중에 활성산소라고 하는 반응성이 아주 높은 산소 형태로 변화된다. 활성산소는 전자가 홀수로 존재하기 때문에 반응성이 아주 높다. 반응성이 높다는 것은 주위에 존재하고 있는 단백질, 지질, 핵산 등 인체를 구성하고 있는 성분들에서 전자를 빼앗아 오고, 전자를 빼앗긴 성분들은 산화적 손상을 받게 된다는 의미이다. 피부를 구성하고 있는 성분들에서 활성산소가 전자를 빼앗아 오고, 전자를 빼앗긴 피부 구성 성분들은 산화적 손상을 받게 된다. 또한 활성산소는 세포를 자극하여 MMP와 같은 단백질 분해효소를 증가시켜 피부 구성 성분들을 분해시키게 된다. 이런 일들은 항상 일어나고, 평생동안 반복적으로 일어나기 때문에, 결과적으로 피부를 지속적으로 손상시키고, 손상이 축적되어 노화를 유발하게 되는 것이다. 이처럼 세월의 흐름에 따라 나타나는 피부노화를 자연 피부노화(natural skin aging)이라고 하고, 주요 원인은 활성산소 때문이다.

자연 피부노화를 예방하기 위해서 활성산소를 없애자.

활성산소를 없앨 수 있는 성분이 항산화 물질이다. 항산화 물질을 많이 섭취하면 우리 몸에서 만들어지는 활성산소를 효과적으로 없앨 수 있다. 항산화 물질이 많이 포함되어 있는 식품이 신선한 채소와 과일이다. 하루에 5종류 이상의 채소와 과일을 골고루 적당량 섭취하면 활성산소를 효과적으로 제거할 수 있다. 그러면 세월에 의한 자연 피부노화 과정을 늦출 수 있으며 피부를 젊고 건강하게 유지하는데 도움이 된다.

다른 방법은 활성산소를 제거할 수 있는 항산화 물질을 바르는 것이다. 항산화 물질로 잘 알려진 천연식물 추출물들이 들어있는 화장품을 잘 선택해서 바르면 자연 피부노화를 예방할 수 있다.

2. 광노화의 원인, 자외선

자외선은 활성산소를 유발하는 외부자극이다. 자외선을 받으면 피부에 많은 활성산소가 만들어지고, 만들어진 활성산소는 주위에서 전자를 빼앗고, 전자를 빼앗긴 성분들은 산화적 손상을 받게 된다. 따라서 자외선에 만성적으로 노출되는 피부는 심한 산화적 손상을 받게 된다.

또한 자외선은 피부를 직접적으로 자극하여 콜라젠을 비롯한 단백질의 합성을 감소시키고, 반대로 이들 단백질을 분해하는 효소인 MMP 효소의 발현을 증가시킨다. 따라서 자외선을 오래 쪼인 노출부의 피부는, 옷에 의해 가려진 비노출 부위의 피부에 비하여, 콜라젠 합성을 비롯한 여러 단백질의 합성이 감소되고, MMP에 의해서 콜라젠섬유와 탄력섬유 뿐만아니라 여러 피부구성 단백질이 파괴되게 된다. 그 결과 노출부의 피부는 비노출부 피부에 비하여 피부노화가 심하게, 그리고 일찍 관찰된다.

자외선에 노출된 부위의 피부노화는 햇볕에 포함된 자외선에 의해 심하게 피부노화가 유발된다고 하여 광노화(photoaging)라 한다. 반대로 비노출 부위에 세월의 흐름에 따라 나타나는 피부노화를 앞에서 설명드린 것처럼 자연 피부노화(natural skin aging)라 한다. 아래 사진에서 노출부위와 비노출부위 피부에 생긴 주름살의 정도를 비교해보면 자외선이 피부노화의 중요한 원인이라는 것을 쉽게 알 수 있다.

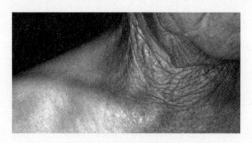

자연 피부노화와 광노화

광노화를 예방하기 위해 자외선차단을 철저히 하자.

1. 자외선에 의한 피부노화인 광노화를 예방하는 유일한 방법은 자외선이 피부에 도달하지 않도록 하는 것이다. 제일 좋은 방법은 낮 시간동안에 밖에 외출하지 않는 것이다. 그러

나 사회생활이 활발한 사람에게는 집에만 있는 것은 불가능한 일이다. 외출할 때는 가능하면 오전 10시에서 오후 3시 사이의 자외선이 강한 시간은 가능하면 피하도록 노력하고, 외출 시에는 자외선이 피부에 도달하지 않도록 피부를 최대한 가리고 나가도록 노력을 해야 한다.

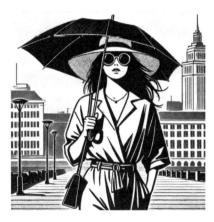

자외선을 철저히 차단하는 것이 중요하다.

2. 외출할 때는 자외선차단제를 꼭 바르도록 한다.

자외선차단제를 선택하는 방법: 자외선차단제를 선택할 때는 SPF 50+와 PA+++ 이상을 선택한다. SPF는 자외선B를 차단하는 효능을 표시하는 숫자이다. PA는 자외선A를 차단하는 효능을 표시해 놓은 것이다. SPF 50+, PA+++라는 표시를 꼭 확인하고 구입하도록 하자.

자외선차단제를 바르는 올바른 방법:

1) 자외선차단제는 2시간마다 덧 발라야 한다. 그 이유는 자외선차단제 성분이 2시간 동안 자외선을 흡수한 후에는 더 이상 자외선을 흡수하지 못하게 변하기 때문이다. 따라서 2시간 이후에는 자외선차단제를 바르지 않는 상태와 마찬가지 상태가 된다. 꼭 2시간마다 다시 발라야 한다.

2) 자외선차단제는 피부 $1\,cm^2$ 당 $2\,mg$의 자외선차단제를 발라야 한다. 우리나라 성인 남성의 얼굴 넓이가 평균 $500\,cm^2$이며, 성인 여성은 평균 $400\,cm^2$이다. 따라서 남성은 한번 바를 때마다 $1\,g\,(500\,cm^2 \times 2\,mg)$, 여성은 $0.8\,g\,(400\,cm^2 \times 2\,mg)$을 발라야 한다. 일반적으로 사람들이 바르는 자외선차단제의 양은 권장량보다 많이 적어, 권장량의 1/3 ~ 1/4 정도를 바르는 것으로 조사되었다. 그러면 자외선차단 효과는 1/9~1/16로 감소되기 때문에 거의 자외선차단 효과가 없게 된다. 자외선차단제는 권장량을 바른 것이 중요하다.

3) 자외선A는 비가 오나 눈이 오나 구름을 쉽게 뚫고 쉽게,

우리 피부에 도달하기 때문에 흐린 날과 눈비가 오는 날에
도 자외선차단제를 발라야 한다.

3. 자외선차단제는 옷에 의해 가려지는 피부에는 바를 필요가
   없다. 따라서 외출 시에 긴팔과 긴바지 옷을 입었다면 옷에
   의해 가려지는 피부에는 자외선차단제를 바르지 않아도 된
   다. 추가적으로 자외선을 피하기 위해서 챙이 넓은 모자를
   쓰고, 양산을 쓰고 선글라스를 착용하는 것을 권장한다.

4. 가능하면 그늘을 찾아서 걸어 다니도록 노력한다.

3. 열노화의 원인, 적외선 및 열자극

해수욕장이나 야외 풀장에서 가족 식구들의 등에 자외선차단
제를 발라줄 때 피부가 상당히 뜨겁다는 것을 느낀 적이 있으신지
요? 햇볕 속에 포함된 적외선을 열선이라고 한다. 적외선이 피부
에 흡수되면 열로 바뀌기 때문에 열선이라고 부른다. 그러면 피부
온도가 급속하게 올라간다. 사람의 정상 피부 온도는 일반적으로
31~33℃ 정도인데, 햇볕을 쪼이면 적외선이 흡수되어 금방 40℃
이상으로 피부 온도가 올라가게 된다.

피부 온도가 올라가면 피부에서 활성산소가 많이 만들어진다. 그 결과 활성산소에 의해 피부세포에 산화적 손상이 심하게 일어나게 된다. 또한, 41℃ 이상의 온도에서 활성화되는 이온채널인 TRPV1이 활성화되어 단백질 분해효소인 MMP 효소의 발현이 증가하게 된다. 열에 의해 증가한 MMP 효소는 피부에 존재하는 여러 구성단백질들을 분해하게 되어 피부노화를 촉진시킨다. 이처럼 피부온도가 증가하여 생기는 노화를 열노화(Thermal skin aging)라고 한다.

찜질방에 가거나, 뜨거운 욕탕이 들어가거나, 스토브를 쪼이면 열자극에 의해 피부온도가 40℃ 이상으로 쉽게 올라가게 된다. 그러면 피부에 열노화가 발생하게 된다. 따라서 피부 온도가 올라가는 환경을 절대적으로 피하는 것이 피부노화 예방을 위해 바람직하다.

열노화를 예방하기 위하여 피부 온도의 상승을 피하자

1. 햇볕에 포함된 적외선은 피부온도를 올리기 때문에 햇볕을 피해 다녀야 한다. 햇볕을 쪼이면 자외선과 적외선을 동시에 받게 된다. 그러면 자외선에 의한 광노화와 적외선에 의한 열노화가 동시에 일어나게 된다. 저자의 실험실에서 연구한 바에 의하면 햇볕을 받았을 때, 자외선에 의한 광노화와

적외선에 의한 열노화가 피부노화를 유발하는 상대적 위험성이 8:2 정도라는 사실을 규명하였다. 즉, 일정시간 햇볕을 쪼일 경우에 발생한 피부노화 중에서, 자외선에 의한 영향이 80%이고, 적외선에 의한 영향이 20% 라는 의미이다. 자외선이 더 심하게 피부노화를 유발하지만, 적외선도 피부노화를 상당히 유발하고 있는 셈이다. 열노화를 피하기 위해서 햇볕 노출을 최대한 피하여야 한다.

2. 피부온도를 올리는 환경을 피한다. 방송에서 유명 여성 배우가 추운 겨울에도 차에 히터를 켜지 않는다고 말하는 것을 들은 적이 있다. 피부 열노화를 예방하기 위한 올바른 행동이다. 찜질방에 가거나, 뜨거운 욕탕에 들어가거나, 전기스토브를 오래 쪼이는 것은 피부 온도를 증가시켜, 열노화를 유발하기 때문에 피하는 것이 좋다.

4. 갱년기 피부노화의 원인, 폐경

여성의 경우 50세 전후에 생리가 중지되는 폐경이라는 생리적 현상을 맞이한다. 폐경이 되면 여성의 난소에서 더 이상 여성호르몬인 에스트로젠(estrogen)이 만들어지지 않는다. 따라서 혈중에 에스트로젠의 농도가 심하게 감소하게 된다.

에스트로젠은 피부에서 콜라젠 단백질의 합성을 촉진하는 역할을 한다. 폐경 이후에는 에스트로젠이 감소하기 때문에 피부에서 콜라젠이 거의 만들어지지 못하고 감소하게 된다. 그러면 피부 속에 철근의 역할을 하는 콜라젠섬유가 망가지게 되고, 피부의 구조가 약해지기 때문에 겉으로 피부가 늙어 보이는 피부노화 현상이 촉진된다. 폐경 이후에 여성에서 피부노화가 빨리 진행되고, 급속하게 나이 들어 보이는 이유이다.

갱년기 피부노화를 예방하려면 에스트로젠 호르몬을 보충하자

산부인과에서는 폐경이 오면 에스트로젠을 보충해주는 치료를 한다. 이런 치료를 하는 이유는 에스트로젠이 부족해지는 폐경 이후의 여성에서는 골다공증, 우울증 등의 증상이 생기고, 살이 찌고, 땀이 많이 나는 등 다양한 폐경기 증상이 생기는데, 이와 같은 폐경기 증상을 예방하기 위해서이다. 에스트로젠을 보충하는 치료를 받는 경우, 폐경 이후에 생기는 피부노화 현상이 1/5로 줄어든다는 연구 결과를 저자가 보고한 바 있다. 폐경이 시작되면, 에스트로젠을 보충하는 치료를 받은 것이 좋다는 것이 폐경을 연구하는 학자들의 모임인 폐경학회의 권장사항이다. 그러나 에스트로젠의 투여가 유방암이나 자궁암의 발생 위험도를 높일 수 있기 때문에, 유방암이나 자궁암의 가족력이나 개인력이 있는 경우에는 전문가의 지시에 따라 치료를 받는 것이 안전하다.

5. 피부노화의 원인, 흡연

담배를 피우면 피부노화가 심해진다. 저자의 연구결과에 따르면, 30년 동안 하루 한 갑씩 흡연을 한 경우에는 피부노화의 위험성이 3배 높아진다. 50년 동안 하루 한 갑씩 흡연을 한 경우에는 5배 이상 피부노화가 심하게 발생된다는 연구 결과를 저자가 발표한 적이 있다. 담배를 피우면서 자외선을 받으면 피부노화가 더 심하게 생긴다. 요즘에는 실내에서 담배를 피지 못하기 때문에 밖에서 햇볕을 받으면서 흡연을 하는 모습을 자주 보게 된다. 그러면 피부노화가 더욱 심하게 유발된다. 저자의 연구 결과에 따르면 흡연과 자외선을 동시에 받으면 11배 이상 피부노화가 촉진되게 된다.

피부노화를 예방하기 위해 금연하자

담배는 백해무익이므로 당장 금연하면 된다. 흡연이 피부노화를 유발하는 기전은 담배에 들어있는 수백가지의 유해성분이 피부에 접촉해서 활성산소를 유발하기 때문이다.

6. 피부노화의 원인, 미세먼지

미세먼지가 피부노화를 증가시킨다는 사실은 잘 알려져 있다. 우리나라는 겨울과 봄철에 중국으로부터 날아오는 미세먼지와 황사 때문에 큰 골머리를 앓고 있다. 미세먼지와 황사먼지는 피부노화를 유발하게 된다. 미세먼지가 피부에 접촉하여 피부에 흡수되면 피부세포에서 활성산소를 유발하고 그 결과 피부노화가 유발된다.

미세먼지에 의한 피부노화를 예방하기 위해 바디로션을 바른다.

미세먼지가 피부에 직접 접촉하지 못하게 피부에 바디로션을 잘 바르도록 한다. 바디로션이 미세먼지가 피부에 흡수되는 것을 줄여줄 수 있다. 또한 미세먼지가 활성산소를 유발하기 때문에 항산화 성분을 많이 포함하고 있는 신선한 채소와 과일을 골고루 섭취하는 것이 도움이 된다. 또한 항산화 성분을 포함한 화장품도 미세먼지에 의한 피부노화 예방에 도움이 된다.

7. 피부노화의 강력한 원인, 피부염증

피부에 염증이 생기면 염증에 의한 피부손상 때문에 피부가 노화된다. 자외선이나 열자극이 피부를 노화시키는 것도 피부에 염증을 유발하기 때문이다. 자외선이나 열자극이 유발한 피부 염증이 피부손상을 일으키고, 이런 피부손상이 축적되어 피부가 노화되는 것이다. 따라서 우리 피부에 염증이 생기지 않도록 항상 조심하는 것이 좋다.

피부가 건조해지면 피부에 염증이 생긴다. 건조한 피부의 세포가 여러 염증 유발 물질을 생성하기 때문이다. 그러면 피부가 노화된다.

각질을 제거하는 피부관리를 받거나, 레이저 시술을 받거나, 피부마사지를 받으면 피부가 자극을 받아 피부에 염증반응이 반드시 생기게 된다. 그러면 피부노화가 촉진된다. 피부는 가능하면 건드리지 않는 것이 좋다.

피부염증에 의한 피부노화 예방법

피부에 염증을 유발할 수 있는 모든 것을 피하는 것이 좋다. 자외선, 열자극, 때를 미는 행동, 각질제거, 피부를 더 좋게 하기 위한 미용시술, 피부마사지를 가능하면 피하는 것이 좋다. 이러한 시술을 받으면 한두 번은 피부가 좋아졌다고 느낄 수 있어도 반복적으로 시술을 받게되면 피부에 염증이 반복적으로 생기기 때문에 오히려 피부노화를 가속화시킬 수 있음을 명심해야 한다.

또한 건조한 피부가 피부 염증을 유발하기 때문에, 피부건조를 예방하기 위해서 보습제를 하루 2~4회 열심히 바르도록 한다.

3

피부노화의
분자생물학적
발생 기전

피부 속의 구성 성분들을 변성시켜 피부를 늙게 만드는 원인들을 철저히 피할 수만 있다면 피부는 거의 늙지 않을 것이다. 그러나 앞에서 설명드린 원인들, 활성산소, 자외선, 적외선, 열자극, 폐경, 흡연, 미세먼지, 피부염증과 같은 원인들을 살아가면서 완전히 피하는 것은 불가능하다. 원인을 최대한 피할 수 있는 데까지 피하면서, 노화를 늦추도록 노력하는 수밖에 없을 것이다.

그러나 또 하나의 방법이 있다. 이들 원인들이 어떤 분자적 기전에 의해서 피부를 구성하는 성분들의 합성을 감소시키거나 증가시키는지를 세포 수준에서 이해하는 것이다. 그리고, 이들 원인자극들이 세포 수준에서 유발하는 신호전달기전을 억제하는 방법을 개발하는 것이다. 그러면, 피부노화의 유발 원인들을 살아가면서 철저히 피하지 못하여, 이들 원인들이 피부에 도달하더라도, 이들 원인들의 작용을 억제하는 방법들을 적용하여 피부노화가 유발되지 못하도록 할 수 있다.

1. AP-1 전사 인자가 피부노화를 유발한다.

이런 목표를 가지고 저자는 활성산소, 자외선, 열 등이 어떻게 콜라겐 단백질을 감소시키고, 동시에 콜라겐을 비롯한 단백질들을 분해하는 MMP 효소를 증가시키는지를 사람 피부에서 연구하여 그 기전을 규명하였다. 그 결과를 요약해 보면, 피부가 노화되거나, 자외선 등 자극을 받으면 AP-1이라고 하는 전사인자가 피부세포에서 증가된다. AP-1이라는 전사인자는 MMP 효소를 증가시키고, 콜라겐 합성을 감소시키는 역할을 한다. 따라서 노화된 피부에서 증가된 AP-1을 억제하는 방법이 있거나, 또는 자외선 등의 자극을 받더라도 AP-1이 증가되지 않게 억제하는 방법이 있다면 피부노화가 진행되지 않게 만들 수 있다는 사실을 규명하였다.

레티노이드가 AP-1 전사인자를 억제하여 피부노화를 예방, 치료한다.

레티노이드 성분은 미국 식약처(FDA)에서 바르는 피부노화 치료제로 판매를 허가해 준 약물이다. 이 약물이 효과를 보이는 기전 중 하나가 AP-1 전사인자를 억제하는 효과이다. 레티노이드 성분을 피부에 도포하면, 노화된 피부에서 증가해 있는 AP-1 전사인자를 억제하고, 또한 자외선에 의해 증가되는 AP-1 전사인자를 억제한다. 그 결과 콜라겐 합성이 증가하고, MMP 효소를 감소시키게 된다.

레티놀 함유 주름개선화장품이 효과가 없는 이유는?

비타민A를 레티놀(retinol)이라고 한다. 레티노이드는 비타민A(레티놀)를 세포가 흡수한 후 대사과정을 거치면 만들어지는 물질이다. 레티노이드와 마찬가지로 레티놀도 AP-1 전사인자를 억제하는 효과가 있어 피부노화를 예방하고 치료하는 효과를 발휘한다.

그런데 레티노이드 또는 레티놀을 피부에 바르면 AP-1 전사인자를 억제하여, 콜라겐을 증가시키고, MMP 효소를 억제하는 좋은 효과는 있으나, 피부에 자극을 유발하는 부작용이 심하다. 레티노이드 또는 레티놀을 너무 높은 농도로 바르면 피부가 붉어지고, 따끔거리거나, 피부가 벗겨지는 부작용이 생기게 된다.

우리나라에서 판매되는 주름개선 화장품에는 레티놀 성분이 들어있다. 식약처에서 레티놀을 주름개선 효능물질로 고지해놓았기 때문에 레티놀을 넣고 화장품을 제조하면 임상 연구를 하지 않아도 주름개선 효능의 기능성 화장품으로 인정해주고 있다. 그러나 레티놀의 농도가 높으면 피부가 붉어지고, 따끔거리고, 피부가 벗겨지는 부작용이 발생하기 때문에 레티놀의 농도를 아주 낮게 넣을 수밖에 없다. 화장품을 발랐는데 부작용이 생기면 아무도 그 화장품을 바르지 않을 것이기 때문에 부작용이 안 나오는 수준까지 레티놀 농도를 낮추어 화장품을 만들고 있다. 그 결과 레티놀의 농도가 너무 낮기 때문에 주름개선 효능도 없어지게 된다. 시중에서 판매되고 있는 레티놀 함유 주름개선 기능성 화장품을 발라 보아도 효과가 거의 없는 이유이다.

2. 카탈레이스(catalase)의 감소가 활성산소를 증가시킨다.

우리 몸에는 활성산소를 제거하기 위한 항산화 효소들이 여러 종류가 존재한다. 그중에서 대표적인 항산화 효소가 카탈레이스이다. 카탈레이스는 과산화수소(H_2O_2)를 없애는 역할을 한다. 과산화수소라는 활성산소를 물과 산소로 바꾸는 작용을 하는 것이다.

저자의 실험실에서는 사람 피부에서 피부가 노화되면 피부에 존재하는 카탈레이스의 양이 줄어든다는 사실을 발견하였다. 또한 사외신이 카탈레이스 발현을 감소시킨다. 카탈레이스가 줄어들면 과산화수소(H_2O_2)를 없애지 못하여 피부세포 내에 과산화수소(H_2O_2)양이 많이 축적되게 된다. 그 결과 증가한 과산화수소(H_2O_2)가 주위 분자에서 전자를 빼앗아 오게 되고, 전자를 빼앗긴 분자들은 산화적 손상을 받아 기능이 소실되고, 손상이 축적되면 피부노화가 급속하게 진행되는 것이다.

활성산소를 제거할 수 있는 항산화 물질을 함유한 화장품이 피부노화를 예방한다.

화장품 원료로 사용하는 천연식물 추출물에는 항산화 효능이 있는 추출물들이 많다. 따라서 항산화 효능이 우수한 천연식물 추출물을 함유하는 화장품이 피부노화를 예방할 수 있다. 자외선, 열과 같은 피부노화를 유발하는 자극을 철저히 피하도록 노력해야 한다. 그렇지만 미처 피하지 못해 피부에 도달한 자극이 활성산소를 많이 만들게 된다. 특히 카탈레이스가 부족한 노화된 피부에서는 활성산소가 더 많이 만들어지게 된다. 항산화 효능물질을 포함하고 있는 선스크린이나 화장품을 바르면 활성산소를 제거하므로써 피부노화를 예방할 수 있다.

3. 후성유전학적 조절이 피부노화를 유발한다.

자외선과 같은 피부노화를 유발하는 자극을 받은 세포는 노화 관련 유전자의 발현이 변화된다. 예를 들어 자외선을 세포에 쬐여주면 콜라젠을 만드는 유전자 발현이 감소한다. 그러나 자외선을 받더라도 DNA 염기서열이 바뀌는 것은 아니고, 콜라젠 유전자의 발현이 감소된 것이고, 그 결과 콜라젠 유전자가 만드는 단백질 발현의 양이 변화하는 것이다. 어떻게 자외선이 콜라젠 유전자 발현을 감소시켰는지가 핵심이고, 이것을 이해하면 콜라젠 유전자 발현이 감소되지 않게 할 수 있을 것이다.

노화된 피부에서도 유전자 발현이 젊은 피부에 비하여 차이가 나게 많이 변화된다. 어떤 유전자는 증가하고, 어떤 유전자는 발현이 감소된다. 그러나 피부가 노화되어도 한 사람에서의 염기서열은 바뀌지 않는다. 노화된 피부와 젊은 시절 피부는 동일한 염기서열을 가지고 있고, 노화된다고 염기서열이 바뀌지 않는다. 그러면 동일한 DNA 염기서열인데 어떻게 젊은 시절의 피부와 노화된 피부에서 발현되는 유전자의 발현 패턴이 다른 것일까? DNA 염기서열은 변화하지 않고 유전자의 발현만 조절하는 현상을, 후성유전학적 조절(epigenetic regulation)이라고 한다. 후성유전학적 조절을 통해서 유전자 발현 양이 결정되는 것이다.

후성유전학적 조절을 바꾸면 피부노화를 예방할 수 있다.

후성유전학적 조절에 관여하는 여러 효소가 알려져 있다. 이들 효소가 노화된 피부에서 유전자 발현 양을 조절하고 있는 것이다. 따라서 젊은 피부와 노화된 피부를 비교하여, 후성유전학적 조절 기전에 관여하는 효소들의 차이를 잘 밝히면, 왜 노화된 피부에서 젊은 사람에 비하여 어떤 유전자는 증가되어 있고, 다른 유전자는 감소되어 있는지 그 이유를 밝히게 될 것이다. 그러면 노화된 피부에서 발현이 증가, 또는 감소되어 있는 유전자들을 다시 젊은 피부 수준으로 바꿔 줄 수 있게 하기 위해서, 후성유전학적 조절에 관여하는 효소의 작용을 조절하는 물질들을 개발하면 된다. 이 물질들을 피부노화를 예방하는 제품에 활용할 수 있게 될 것이다.

저자소개

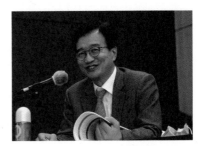

저자_ 정진호 교수

저자 정진호 교수는 서울의대(1984년)를 졸업하고, 서울대병원에서 인턴과 피부과 전공의 수련을 받고, 피부과 전문의(1988년)가 되었다. 대한민국 육군에서 군의관 복무를 마치고(1991년), 서울대병원 피부과 전임의로 2년간 근무 후에 서울대병원 피부과 강사로 발령받았고(1993년), 그 후 서울대학교 의과대학 피부과학교실 조교수로 발령받았다(1995년). 교수로서 보낸 31년 6개월의 세월이 쏜살같이 흘러 2024년 8월 서울대학교 교수로서 정년퇴직을 앞두고 있다. 정진호 교수는 서울의대와 서울대병원 교수로서 교육, 연구, 진료, 봉사 분야에서 최선을 다해 열심히 교수 생활을 수행하였다.

정진호 교수는 학생 교육에 최선을 다하였다. 서울대학교 대학원에서 석,박사를 45명 배출하였고, 서울대학교병원에서 전공의 교육을 열심히 하였으며, 서울의대 학생 테니스부 지도교수로서 의대생 교육에도 많은 노력을 하였다.

정진호 교수는 연구 분야에서 특히 많은 업적을 이루었다. 피부노화의 원인과 기전에 대한 새로운 지식을 많이 창출하였으며, 피부를 항상 젊고 건강하게 유지할 수 있는 방법들을 개발하였다. 그는 독창적인 연구 결과로 인하여 피부노화 분야에서 세계적인 대가로 인정받고 있다.

정진호 교수가 서울대학교병원 피부과에서 전문적으로 진료한 분야는 자가면역 수포성 피부질환, 류마티스성 피부질환, 노인성 피부질환이다. 자가면역 수포성 피부질환은 천포창과 수포성 유천포창과 같은 병명도 어려운 질환이다. 류마티스성 피부질환은 루푸스, 피부근염 및 피부경화증과 같은 질환이며, 노인에게 주로 발생하는 가려움증을 비롯한 노인성 피부질환도 전문적으로 진료하였다. 환자에게 최선을 다하고, 실력 있는 의사가 되기 위해 항상 공부하는 의사이었다.

정진호 교수는 서울대학과 서울대학교병원에서 아래와 같은 주요 보직을 수행하였다.

- 서울대학교 연구처 부처장(2004~2006년)
- 서울대학교 의과대학 교무부학장(2010~2012년)
- 서울대학교병원 기획조정실장(2013~2016년)
- 서울의대 피부과학교실 주임교수(2016~2022년)
- 서울대병원 피부과 과장(2016~2022년)
- 서울의대 발전후원회장(2018~2022년)
- 노화고령사회연구소 소장(2012~2012년)
- 인체환경경계생물학연구소 소장(2010~2024년)

국내외 학회 활동도 열심히 수행하였고, 학회 발전을 위해 많은 공헌을 하였다.

- 대한광의학회 회장(2014~2019년)
- 대한피부연구학회 회장(2015~2016년)
- 국제피부과학회연맹 이사(2019~2027년)

정진호 교수는 피부 관련 전문서적 및 가족 관련 책을 다수 집필하였다.

전문 서적:

- 늙지않는 피부 젊어지는 피부(2009년, 하누리)
- 피부경화증(2010년, 공저, 하누리)
- 피부노화학(2010년 1판, 2023년 2판, 하누리)
- 루푸스(2011년, 공저, 하누리)
- 피부가 능력이다(2016년, 청림)
- 코로나 시대 피부도 병들고 있습니다(2021년, 공저, 청림)
- 가려워서 미치겠어요(2022년, 해냄)

가족 관련 책:

- 울엄마(2012년, 하누리)
- 울아버지(2014년, 하누리)
- 우리딸(2017년, 하누리)
- 울아들(2021년, 하누리)
- 내아내(2022년, 하누리)
- 나, 정진호 피부 속 마음까지 생각하다(2024년, 하누리)

정진호 교수는 본인이 서울대에서 연구한 독창적이고, 세계적인 연구 결과를 활용하여, 피부노화를 예방하고 치료할 수 있는 화장품과 신약을 개발하고자 서울대병원 피부과 실험실에 바이오벤처 "(주)정진호이펙트"를 창업(2013년)하고, 서울대병원 피부과의 연구결과를 이용한 정말로 효능이 뛰어난 화장품을 출시하였다. 주름개선 효능이 뛰어난 "W 에센스 크림", 보습 기능과 가려움증 완화 효과가 뛰어난 "스누아토 크림", 여드름성 피부에 효과가 좋은 "스누큐어 트러블 키트", 자외선 차단 효과와 염증 완화 효과가 있는 "R 선스크린"을 비롯한 12가지 화장품을 개발하여, 큰 인기를 끌고 있다. 정진호 교수는 화장품 외에도 발모제, 아토피피부염 치료제, 주사피부염 치료제, 민감성 피부 치료제 등 신약도 개발 중이다.

정진호 교수는 현재까지 총 390편의 논문을 발표하였다. 정진호 교수의 논문 리스트와 각각의 논문을 볼 수 있는 링크를 정진호 교수 블로그(https://blog.naver.com/jhchung59)에 업로드해 두었다. 이 책에 언급된 논문들을 정진호 교수 블로그에서 확인하실 수 있다.

저자소개

나의 뇌를 지켜주는
건강한 피부

2024년 8월 20일 제1판 제1쇄
2024년 8월 25일 제1판 발 행

지은이   정진호

디자인   최소영
펴낸이   신경원
펴낸곳   도서출판 하누리(디자인메카)
          서울시 성북구 삼선교로 39 현명빌딩 704호
          전화 02-2269-1599
          E-mail medmecca@daum.net

출판등록일   제 2-3108호 2000. 7. 3
ISBN   978-89-968807-5-2(93510)
정가   16,000원